親子で防ぐ認知症

12の危険因子＋睡眠・食事・音楽 そしてダンス

大家久美

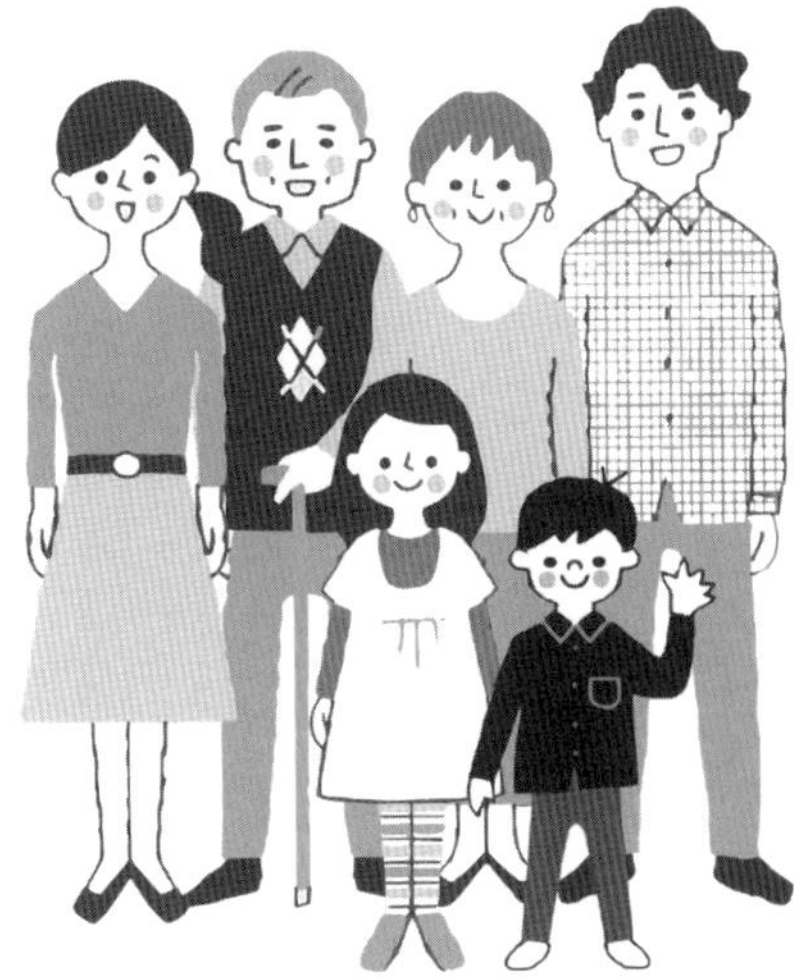

じゃこめてい出版

はじめに

私は、30歳の時に人生やり直し！を決意、大学へ戻って作業療法を学び、卒業後、しばらくの間、日本の施設・病院で働きました。その後渡米し、アメリカの大学院で臨床心理学を修了、病院とアルツハイマーの入所施設でも勤務した経験があります。

認知症とその介護の奥深さに魅了された私は、更に博士課程に進学し、「アメリカにおける認知症ケアの在り方」をテーマにした研究で、博士号を取得しました。在米20年を迎える現在は、認知症関連分野での専門家として、個人から自治体レベルまで、サポート・助言をさせていただき、また時折、学会やイベントなどで発表やワークショップも行っています。

アルツハイマーを始めとする認知症と共に生きる方々は、アメリカにも日本にも、世界中に沢山いらっしゃいます。私も90歳を過ぎた一人暮らしの母を持ち、皆さんと同じように日々、自分も親も年老いていく老後の心配を抱えています。世界共通の悩みとして、親も自分もできるなら認知症は避けて通りたいという想いは、一緒です。

認知症という人類共通の課題は、世界中で研究が進んでおり、本書でも紹介しているように、何が認知症の危険因子となるかということが、分かってきています。本書は、世界の最新研究データに基づいて、私が培ってきた経験とともに、親子で、家族で取り組める認知症予防と認知症に対する考え方、向き合い方について紹介しています。

認知症を予防し、心身共に健やかに長寿を全うするというのは、不可能なことではありません。また、この本が、認知症につきまとう否定的、悲観的なイメージを払拭する一助となればと願っています。日米両国の施設で出会った、私をより良い人間となるように育てて下さった、認知症と共に生きる皆さんへの「ありがとう」の気持ちを込めて。

第三章　認知症を防ぐ睡眠と食事とダンス！

もくじ

第四章　認知症との付き合い方

もくじ

第一章　認知症12の危険因子

危険因子を知り認知症を防ぐ

２０２０年の夏に、イギリスの国際的な医学雑誌「ランセット（Lancet）」の認知症予防・介入・ケア委員会が、改善可能な認知症12の危険因子を発表しました。

認知症は、先進国のみならず、低中所得国（開発途上国）でも、特に深刻でグローバルな問題であると同誌では報告しています。※1

危険因子と聞いて、驚かれたり怖いと感じる方も多いかと思います。しかし、危険因子とは何かを知れば、自分に当てはまらないもの、これから気をつければいいものがわかり、普段の生活において認知症を防ぐ行動がより具体的になっていくでしょう。

左の図は、その12の危険因子を年代別に分けて表したものです。

44歳以下

・初等・中等教育の不足（7％）

45歳～65歳

・聴力低下（8％）
・頭部外傷（3％）
・高血圧（2％）
・肥満（1％）
・アルコールの過剰摂取（1％）

66歳以上

・喫煙（5％）
・社会的な孤立（4％）
・鬱病（4％）
・運動不足（2％）
・大気汚染（2％）
・糖尿病（1％）

※1を参考に作図

カッコ内のパーセントは、人口寄与割合といって、その要因が認知症発症にどの程度影響しているかを示しています。具体的にいうと、**認知症の人の全人口を100％とすると、その中で、例えば、高齢期での喫**

煙を回避すれば、認知症になる人が5%減る、ということです。

危険因子のパーセントが最大でも8%、アルコールの過剰摂取や糖尿病で1%という割合を見ると、そんなに少ないのか？ と思ったのではないでしょうか？

しかし、これらのパーセントをすべて足すと、40%になります。つまり、この12の危険因子を回避することができれば、40%近く認知症になる人口を減少できる可能性があるということです。

もちろんこの危険因子は、日本人のみを対象とした研究をまとめたものではありませんが、高齢者の世代とその子どもの世代で、認知症予防の観点から、自分や親に当てはまりそうな危険因子を知ることは大切です。では、どういったことに注意していけばよいのかを見ていきましょう。

44歳以下での危険因子

・初等・中等教育の不足（7％）

学校教育と認知症に何の関係があるのかと思った方もいるでしょう。しかし、ランセット委員会の報告によると、若い時に初等・中等教育(Primary・Secondary Education)を受けていないということが、認知症の危険因子の一つだという研究結果が出ています。

中等教育とは、日本でいえば、中学校と高校の教育です。日本や先進国においては、高等学校に進むのは当たり前のようになっていますので、この危険因子に関しては、問題なさそうです。

ちなみに、なぜ子どもの頃の教育が認知症に影響があるかというと、２０１９年に報告された研究によると「教育による計算・語彙力、思考・判断力などの知能・認知面の向上は、青年期の後期（20歳頃）から停滞するようである」とのことです。つまり、**学童期から青年期に質の高い**

教育を受けていれば、認知面の低下や認知症のリスクを防ぐ要因になりえると結論付けています。※2

45歳〜65歳の間での危険因子

・聴力低下（8%）

よく「歳をとって耳が遠くなった」ということを耳にしますが、「歳をとったらよくあることで、しょうがないこと」と、思わないでください。私は50代ですが、このランセットの研究結果にもあるように聴力低下の危険因子には、特に注意を向けています。

2019年の台湾での聴覚と認知症に関しての研究では、聴覚の損失があるグループ8135人と、損失のないグループ8135人を比較したところ、**聴覚の損失があるグループが格段に認知症になる確率が高く、また、65歳以上の年齢層に比べて45歳から64歳までの年齢層で、認知症**

になるリスクが高かったそうです。※3

聴力の衰えは自分では分かりづらいこともあります。必要以上に大きい音で音楽などを聴いたりしないことはもちろん、ヘッドフォンをつけて長時間のオンラインでの仕事をしたときなども、しばらく耳を休ませるなど、普段から耳を守る意識を持つことが大切です。

また、すでに聴力の低下が顕著な方は、率先して補聴器をつけることが認知面の低下を防ぐといわれています。

・頭部外傷（3％）

頭部外傷とは、事故などにより頭部に大きな怪我を負うことをいいます。

頭部外傷は、認知症になるリスクが高いというのは、かなり以前からいわれています。また、認知症のリスクだけではなく、脳の損傷部位によっては、失語症となったり、身体機能にも多大な影響を与えかねません。頭を守ることは認知症を防ぐためだけでなく、とても大切なことです。

頭部外傷による認知症のリスクにおいて、スウェーデンでの研究（2018年）では、50歳以上の300万人を対象として、**頭部外傷の診断から1年以内に認知症になるリスクが一番高く、その後も30年余りの間で認知症になるリスクは続いた**、という報告があります。

同研究では、軽度の頭部外傷に比べ、**より深刻な頭部外傷を持つ方と、頭部外傷を何度も経験した方は、更に認知症になるリスクが高かったと**いう結果を報告[※4]しています。

日本では、サイクリング以外で大人がヘルメットを着用して自転車に乗る姿をほとんど見かけませんが、自由の国アメリカでは、州によっては自転車に乗る人はヘルメットの着用義務があるぐらい、頭を守ることの重要性はとても高く考えられています。

・高血圧（2％）

40歳以降の中年期では、**認知症予防には最高血圧（収縮期血圧）を130mmHg以下に維持することを奨励しています。**※1

成人の高血圧の基準ですが、アメリカ心臓学会では130／80mmHg以上を高血圧とし、それ以下に抑えるように奨励しています。※5

日本では、過去の研究結果などを基に、日本高血圧学会が日本独自のガイドラインを作成し、高血圧を140／90mmHg以上としています。アメリカ人と私たちでは、体格、食生活も違いますので、日本独自の目安があるのも、不思議ではありませんね。

また日本では、130／80mmHg以上140／90mmHg未満は「高値血圧」といわれ、高血圧の予備軍です。この血圧の人も、120／80

ｍｍＨｇ未満の人に比べれば、将来、脳卒中や心筋梗塞などの心血管病に罹る可能性がありますので、注意が必要です。さらに、血圧１４０／90ｍｍＨｇ以上の人は、１２０／80ｍｍＨｇ未満の人に比べると、40歳から64歳の日本人では、そのリスクは何と3倍以上に増えるといわれています。病気の予防のためには、何としても１４０／90ｍｍＨｇ未満は維持することが大切です。※6

認知症だけではなく、脳卒中や心筋梗塞などの心血管病を防ぐためにも、ご家庭で血圧計を購入し毎日計測することで健康管理と意識の向上に繋がります。また、親子間で、「今日の血圧はいくつだった」など、気分や感情での体調ではなく具体的な数値で話せるメリットもあります。よくあることですが、病院で測った時に普段より高い値が出た場合にも、毎日のデータがあれば、担当医にとっては、診断に役立つ材料となり得ます。

・肥満（1％）

さて、肥満についてですが、ランセットの委員会では、２０１７年のある研究を紹介しています。この研究は、世界各国で行われた35歳から65歳を対象にした19の異なる長期的研究をまとめたもので、**中年期での高いＢＭＩ（Body Mass Index：ボディマス指数）と認知症になるリスクは関連している**という結果[※7]を支持しています。

ＢＭＩとは、身長と体重から算出される肥満度です。ＷＨＯ（世界保健機関）では、ＢＭＩが30以上で肥満、この研究でも30以上というのがリスクの目安としています。しかし、日本では、ＢＭＩが25以上で肥満、と日本肥満学会が定めています。[※8]

アジア人の体形と欧米人の体形では、かなり違いがありますので、ＢＭＩの基準は、日本人なら日本の定める「25以上」を目安にすべきです。

肥満は、認知症だけではなく、高血圧や糖尿病などの生活習慣病にも大

きく影響を及ぼします。そして、**特にこの高血圧と糖尿病は、それぞれが認知症の危険因子**なので、その意味でも肥満はぜひ、防ぎたいものです。そのためにも、体重だけにこだわらず、このBMIに注意してコントロールしていくことが大切です。

BMIの計算式は、以下のようになります。日本では、18・5から25未満を、普通体重としています。※8

BMI＝体重kg ÷（身長m）^{2}

最近では、このBMIを測ってくれる体重計もあります。こういった体重計を利用して、お風呂上がりの体重測定を習慣にするのも、良いかもしれません。

・アルコールの過剰摂取（1％）

ランセットでは、飲酒に関して、週に21単位以上のアルコール摂取が認知症のリスクを高めると報告しています。この単位は国によって様々ですが、ランセットでの単位はイギリスの基準で、週21単位というのは、純アルコールが週に168gになります。日本では1単位が20gです。ビールで換算すると、中瓶8本とコップ一杯のビールになります。つまり、ランセット委員会の推奨によれば、**45歳から65歳の年齢層であれば、一週間の飲酒量をビール中瓶8本程度に抑えることが、認知症のリスクを抑えることになる**といえます。認知症に限らず、お酒の飲みすぎは健康を害するので、普段からお酒の量が多い方は、ぜひこれを目安にしてみてください。

66歳以上での危険因子

・喫煙（5％）

ランセットの報告では、**禁煙することで認知症の発症を全体で5％抑えることができる可能性がある**、としています。もしも親が未だに喫煙しているなら、子供として苦言を呈することも必要ですね。**喫煙は、百害あって一利なし**です。認知症だけではなく、癌、心臓病、生活習慣病など様々な病気の危険因子ですので、やめるに越したことはありません。

・社会的孤立（4％）

核家族化が進んだ日本において独居老人の問題など、社会的孤立と認知症の関係は、かなり重要なテーマです。

社会的孤立に関して同報告書では「社会的な繋がりが少ないと認知症のリスクが高くなることが、近年の研究で分かってきている」としてい

ます。※1

このランセットでも取り上げられている、日本の研究を簡単にご紹介します。

愛知県に住む65歳以上の13984名を対象に、約10年間追跡した結果、「配偶者がいる」「同居家族と支援のやりとりがある」「友人との交流がある」「地域のグループ活動に参加している」「何らかの就労をしている」という5つの社会関係が、それぞれ認知症発症リスクを11%〜17%低下させたことが分かりました。

これら5つの繋がりが全部ある方は、一つもないか一つだけの方と比べて、認知症発症リスクが46%低かったという報告です。様々なタイプの社会的な繋がりは、認知症発症リスクを低下させる可能性があるのではないか、※9と示唆されます。

私たちはもちろんのこと、親にも、どのような社会的繋がり・交流があるのか、今一度確認して、できる限り社会・人と接点を持つという環境への見直しが大切です。

これはコロナ禍で特に深刻な問題となりましたが、既にオンラインを利用している高齢者の方々なら、インターネットを駆使して繋がりを維持してほしいものです。

ランセットでは、「多くの人が中年期・老年期では既婚であるが、晩年になるにつれ、女性の方が長生きをし、配偶者に先立たれる場合が多くなる。そして、それと同時に社会的な繋がりも少なくなっていく。この世代では、配偶者の有無が、社会的な繋がりを持つことへの重要な要素である」と書かれています。

また、この配偶者と認知症に関しては、**既婚者の一方に認知障害が起こると、その配偶者も認知障害になる場合が多い**という、興味深い報告[※10]もあります。

配偶者のみならず、パートナーや親友など、一緒に、心身共に健康を維持し歳を重ねていける人がいるというのは、とても幸運なことかもしれません。

あなたの大切な方と、1日でも長く、一緒に元気に歳をとっていくためにも、一人ひとりができることをやって、健康管理をしていくことが大切です。

そしてもしも、大切な方に先立たれたとしても、今や人生100年の時代です。私の母は92歳になりますが、歳相応の身体の故障はあっても、自分の生活をそれなりにエンジョイしています。日本にはそういった高齢者の方々が、たくさんおられると思います。その子供となる私たち世代は、自分たちの健康管理と共に、そういう環境作りのお手伝いをしていくことが望ましいのではないでしょうか。

・鬱病（4%）

鬱病は社会的孤立と共に、危険因子として4%を占めています。2017年のイギリスでの研究によると、10189人を最長28年間以上追跡した結果、中年期における鬱的な症状は、それが慢性であっても、再発であっても、認知症のリスクには関係しなかったが、**老年期における鬱的な症状は、認知症に繋がる危険性が高いと、**報告※11されています。

また、**鬱と認知症は、お互いに危険因子であり、鬱は、認知症の前駆症状となり得、また、認知症と鬱病は、時として似通った症状を呈する場合があります。例えば、物事に興味を失う、引きこもりがちになる、思考が鈍る、お腹が痛い等の身体症状を訴える、**※12などがそうです。

親御さんの状態を見て、もしも鬱かなと思うところがあれば、ぜひ、精神科、心療内科などの専門病院に行って下さい。鬱であれば、鬱病を治療することによって、認知症を防ぐことが可能です。もしも認知症の前駆症状としての鬱であれば、生活習慣・環境の改善を含んだ認知症の治療方針を早めに立てることができます。

鬱病と社会的孤立は、相互に作用し合う因子です。社会的孤立が進むと鬱になる可能性もあり、また、鬱のために社会的孤立が進んでしまうこともあります。このような意味からも、何としても孤立を防ぐことには充分な意義があります。

・運動不足（2％）

コロナ禍では、社会的孤立と同様に、深刻な問題となっている運動不足に関してです。２０１８年に報告されたノルウェーでの長期間にわたる追跡研究の結果（30歳から60歳までの２８９１６人を対象）、**中年期における少なくとも週に1回の中等度から高等度の運動(汗をかく運動)は、その人に不安や鬱症状などの精神的苦痛の有る無しに関わらず、認**

知症のリスクを減らす、[※13]と結論付けています。

また、WHO（世界保健機関）では、**筋トレより、エアロビック運動（有酸素性運動）が、認知面により効果あり、それは、MCI（軽度認知障害）を持つ人より、認知面に低下の見られない成人に、効果が大きいと報告**[※14]しています。

お隣の韓国で行われた65歳以上を対象にした研究では、**全く運動しない人に比べると、軽度の運動でも認知症になるリスクが減少したと、報告**[※15]されています。

また、認知症に関する研究ではありませんが、2020年に報告された、とても興味深い研究があります。4か国、44370人（平均年齢：65・8歳、4年から14・5年の追跡）を含む研究結果をまとめて、分析した報告です。この報告によると、**1日10・7時間以上座っている人で運動不足の人は、高い死亡率に繋がり要注意である、**ということです。

　しかし、1日に30分から40分の中等度から高等度の運動を行う人は、座っている時間が長くても、死亡率との因果関係は無かったそうです。中年層・高齢者で、仕事や通勤のため、座っている時間が長い人には、週に150分から300分の汗をかく運動を勧める、※16と結論付けています。

　このように見てみると、認知症を避け、健康的に過ごすためには、運動は欠かせません。中年期の私たちも、老年期の方々も、ちょっと長めの、心拍数が上がり、じっとり汗をかく運動を、週に2、3回は行うのが理想的です。

・大気汚染（2％）

　日本では大気汚染というと一昔前の話だと思われるかもしれませんが、近年よく耳にするPM2・5は大気汚染物質になります。

大気汚染に関してランセットでは、大気汚染とその汚染物質が、脳に与える影響を報告しています。また、この報告でも取り上げている、アメリカでの10年間にわたる大規模な追跡研究では、**PM2・5という微小粒子状物質に関連した9つの死亡原因の一つに、認知症を挙げています**。※17 因みに他の8つは、心臓血管疾患、脳血管疾患、慢性腎臓疾患、慢性閉塞性肺疾患、2型糖尿病、高血圧、肺がん、肺炎、です。

PM2・5は、物が燃焼した時に発生するばい煙や粉じん、また、大気中で化学反応を起こして発生する物質で、大気汚染の原因となります。低中所得国では、大気汚染が深刻な問題となっている国も少なくありません。日本で暮らす場合、日常的に大気汚染を心配する必要はないかと思いますが、春先から5月にかけてやってくる中国の黄砂は、気をつけたい問題です。

ちなみに私の暮らすワシントン州では、毎年のように夏場に山火事が起こります。また、カリフォルニアで起こる山火事の灰が、時々ワシントン州にも飛んで来ます。そして、山火事の起こる時期には、喉が痛くなることがしょっちゅうです。遠く離れた場所で起こることであっても、良くも悪くも、私たちは自然と深く繋がっています。ということで、やはり備えあれば憂いなし。環境省のホームページ※18には皆さんがお住いの地域の大気汚染物質の速報値を確認できるサイトを設けています。気になる方はぜひ利用してみて下さい。大気汚染物質の速報値を知ることで、外出を控える、マスクを用意する、などの準備ができます。

・糖尿病（1％）

日本人の5〜6人に一人が罹患、あるいは疑いがあるといわれる2型糖尿病と認知症のリスクについてですが、いわゆる生活習慣病といわれる2型糖尿病は、やはり認知症のリスクが高くなります。

ランセットの報告によると、この2型糖尿病は認知症の危険要因であるといわれています。更に、**糖尿病を患う期間が長いほど、また重症なほど、認知症になるリスクが高まる、**と報告しています。

2019年にまとめられたアメリカの研究では、**未治療の2型糖尿病を持つ高齢者は、正常な血糖値を維持する高齢者に比べて、認知症への進行が速い**と報告しています。また、この研究では、糖尿病の治療を行っている高齢者は、正常血糖値の高齢者や糖尿病の予備軍と比べても、認知症になる進行速度や指標となる体内物質に関して差がなかったことから、糖尿病の治療薬が認知症になるリスクを軽減しているのではないか[※19]と、推測しています。

しかし、最近発表された英国での研究（35歳から55歳までの10095人を対象。平均追跡期間：31・7年）によると、**2型糖尿病の発症時期が若いほど後に認知症になるリスクが高い**と報告[※20]しています。

糖尿病が中年期での認知症リスクなのか、老年期でのリスクとするのか、まだまだ更なる研究が必要ですが、いずれにしても、認知症のリスクであることに変わりありません。どの時期においても、早期に糖尿病の治療をしていくことが大切です。

さて、ざっくりとですが、認知症の12の危険因子について触れてみました。このランセット委員会のリーダーであるギル・リビングストン教授（Gil Livingston）の言葉が思い出されます―「これらの危険因子に注意することは、遅すぎることも早すぎることもありません！」。年齢に関係なく「思い立ったが吉日」、この12の危険因子を一つの目安として、私たち自身で気をつけていく、子供として親に注意を促す、ということは決して無駄なことではないと思います。

皆さんもきっとお気づきだと思いますが、この12の危険因子は、とても常識的なことばかりです。ですから、あまり難しく考えずに、各年齢層に沿って、注意できることから、ぜひ、実践していきましょう。

アメリカのニュース・ステーションCNNの主任医療担当記者で、ご自身が脳外科医であるサンジェイ・ギュプタ氏（Sanjay Gupta）、彼曰く、「脳のためにできる最善策の一つは、親しい人と一緒に快活に散歩しながら、心配事を相談すること」。※21 身体も動かすし、認知面も使うし、人とも繋がる…なるほど！ですね。そして、これなら、タダですね。笑。ご夫婦で、親子で、または、お友達と一緒に、お話しながら汗をかく長めのお散歩というのが、とても手っ取り早い認知症予防かもしれません。

では、次の章では、ご家族、ご本人が、もしかして認知症かもしれないと感じた場合、どんな兆候に注意すべきか、また、ご家族を含めて、次にどういった行動をとるべきかをお話しいたします。

認知症のリスクを抑える生活 *10*のポイント

①聴力の低下は要注意

②自転車に乗るときはヘルメットをかぶるなど頭を守ることが大事

③家庭でも血圧を測り、記録をとりましょう

④肥満気味ならBMI値を気にしましょう

⑤お酒は適量に限る

⑥タバコは百害あって一利なし

⑦人との会話を積極的にしよう

⑧週に最低でも２～３回は汗をかく程度の運動を

⑨糖尿病に気をつけよう。早期治療が大事

⑩日常に喜びを見つけよう

コラム１

私の身近なお手本

私の母は現在92歳で一人暮らしです。配偶者に先立たれて７年以上になりますが、ご近所づきあいや日常の買い物などで、社会的繋がりを維持しています。しかし、コロナ禍でスマホも使えず、人と会う機会も減り、厳しい状況になりました。

それでも母は、自宅の電話で毎日誰かしら家族と話したり、友人と話したり…私も週に数回は必ず、アメリカから電話を入れたりと、誰かと話すことを日課にし、外に出た時には、長年のお付き合いのあるご近所の方と、ソーシャル・ディスタンスで、ちょっと世間話をするといったことで、ささやかながら、コロナ禍での孤立を回避しています。

また、介護保険制度を利用し、週に２度ヘルパーの方に自宅に来て頂き、お掃除をお願いしています。買い物では、便利なことに、移動マーケットといって、自宅までトラックのスーパー・マーケット！ が週に１回来てくれます。世の中には、遠出のできない高齢者に"便利"を提供して下さる方がいるのですね。母は、こういった機会を利用して、お掃除やお買い物という本来の目的以上に、人との交流を楽しむようにしています。

どんな状況でも、ポジティブに独居生活を続けていく母の姿勢に、頭が下がる思いです。

コラム 2

血液検査でアルツハイマー病が分かる世の中に！

現在では、様々な研究開発が進み、簡単な血液検査によって、初期段階におけるアルツハイマーの有無が分かることも夢ではない状況です。

アルツハイマーでは、脳内のアミロイドベータとタウという2つのタンパク質が鍵となるといわれています。まず、アミロイドベータの蓄積が先に起こり、タウタンパク質が引き起こす神経原線維変化（タウタンパク質が線維化した沈着物）が、次に続きます。このアミロイドベータの蓄積ですが、アルツハイマーの症状が出るおよそ20年も前から、既に始まっています。この血液検査では、この異常なタンパク質を検出し、それによって軽度認知障害（MCI）や初期段階のアルツハイマーの疑いが出た方々には、更に必要な詳しい検査を行う、という無駄無く効果的な診断が期待されます。

これによって、高額なアミロイドPET検査や、身体に負担のかかる腰椎穿刺《ようついせんし》を回避できるかもしれません。日本でもこの技術開発は進んでおり、既に厚生労働省に承認を申請した会社もあり、近いうちに実用化可能の段階にあります。認知症の早期発見に大きな役割を果たしますので、期待が高まります。

※1　2022年、Livingstonらによる研究
※2　2019年、Kremenらによる研究
※3　2019年、Liu と Leeによる研究
※4　2018年、Nordströmらによる研究
※5　American Heart Association、https://www.heart.org/en/health-topics/high-blood-pressure
※6　日本高血圧学会　https://www.jpnsh.jp/pub_kijyun.htmlより
※7　2017年、Albaneseらによる研究
※8　厚生労働省　https://www.e-healthnet.mhlw.go.jp/information/dictionary/metabolic/ym-002.html
※9　2018年、Saitoらによる研究
※10　2021年、Yang, Baeらによる研究
※11　2017年、Singh-Manouxらによる研究
※12　2018年、Rubinによる報告
※13　2018年、Zotcheva, Bergh, Selbakらによる研究
※14　WHOガイドライン2019年より
※15　2021年、Yoon, Yang らによる研究
※16　2020年、Ekelund, Tarp, Fagerlandらによる研究
※17　2019年、Boweらによる研究
※18　https://soramame.env.go.jp/
※19　2019年、McIntoshとNationによる研究
※20　2021年、Barbiellini Amideiらによる研究
※21　2021年、https://www.cnn.com/2021/01/05/health/sanjay-gupta-brain-health-keep-sharp-wellness/index.html

第二章

認知症の兆候と次に取るべきステップ

あれ？ もしかして認知症？

認知症の兆候

　自分が歳をとっていくにつれ、老いていく親のことを心配する自分に気づきます。２０２０年の日本人の平均寿命は、男性が81・64歳、女性が87・74歳ということです。※1 日本の女性は世界一、男性は世界二位で、男女合わせて日本人は、世界一の長寿です。※2

　今や人生１００年ともいわれ、これだけ、人間の寿命が延びていけば「いつか親も自分も、認知症になるんじゃないか？」という不安がつきまといます。実際、高齢になればなるほど、認知症になる確率も高くなることが分かっています。

例えば、85歳から89歳までの年齢層なら44・3％が、90歳以上では64・2％が認知症になると推定されます。※3 自分の親には、とにかく、心も身体も頭も！　しっかりして、長生きして欲しいというのが、子供としての切な願いではないでしょうか。

「認知症の危険因子」の章で、詳しくお話ししたように、自分たちで気をつけていけることが、意外にも少なくないことが、お分かりになったかと思います。私たち自身も、人生１００年を意識して、身心の健康を維持し、歳を重ねていきたいものですね。

では「ひょっとして、これは認知症なの？」という兆候には、どんなものがあるのでしょう？　ここでは、見逃したくない認知症の兆候と、早期発見の大切さ、万が一にも認知症の疑いが出てきた場合、次にどんなステップを取るべきか、などをお話しします。

日本の公益社団法人「認知症の人と家族の会」では、家族の方々が経験に基づいて作った注意事項として、6つの認知症の兆候を挙げています。

・物忘れがひどい
・判断・理解力が衰える
・時間・場所がわからない
・人柄が変わる
・不安感が強い
・意欲がなくなる

（公益社団法人　認知症の人と家族の会“家族が作った「認知症」早期発見のめやす”https://www.alzheimer.or.jp/?page_id=2196より）

因みに、こちらのウエブサイトでは、この6つの兆候についてもう少し詳しく触れており、様々な角度から認知症に関する情報を掲載していますので、お時間がある時に、のぞいてみられることをお勧めします。

ではここで、親御さんのことを心配する多くの方が、疑問に思われるであろう「認知症の疑いがある状態と、単にうっかりミスの状態とは、どう違うのか？」について、ご説明します。

物忘れと場所

認知症の兆候として特に注意したいのは、やはり「物忘れ」と「時間や場所が分からなくなる」の2つです。というのも、そもそもこの2つは、日常生活の中でよくあることで、且つ、私たちが「あれ認知症じゃないかしら？」と心配しがちなことだからです。

物忘れ

まず、「物忘れ」ですが、例えば、昨日の夕飯は何だったかと思い出すのに、ちょっと時間がかかっても思い出せる場合と、全く思い出せないか、食べたこと自体も忘れてしまう、というのでは大差があります。

前者の場合は、認知症の疑いは青信号、心配する必要はありません。

私事ですが、家の鍵をどこに置いたか忘れて、家の中を探し回ることがあります。ドアに鍵が刺さったまま！ということもありました。これに関しても、物の置き忘れはよくあることですし、自分の行動を遡って考えて、どこに置いたかを最終的に突き止めることができれば、心配することはありません。

しかし、そんな風に**振り返ることが困難だったり、実際に物を置き忘れた場所がちょっと変な場所だったり（例えば、家の鍵が冷蔵庫に入っていた、など）、また、他の人が盗んだという被害妄想的になってくる場合**[※4]は、危険な赤信号です。

それからよく経験する「物忘れ」でもう一つ。例えば、居間で何か探し物をしていて、それが見つからないので台所へ探しに入ったら、牛乳パックがカウンターの上に置いたままであるのに気づいて、それを冷蔵庫に戻します。すると「あれ何で私ここに来たんだっけ？」と、元々の行動の理由を忘れてしまうということがありませんか？　これは「Doorway Effect（出入口効果）」と呼ばれている心理現象です。どうやら、実際に物理的環境が変化することで、脳がその変化前の記憶に境界線を引くのでは、といわれています。[※5]つまり簡単にいうと、居間から台所に行くという場所の変化によって、記憶がリセットされるようです。ですから、このような経験は誰にもよくあることで、認知症には関係ありませんので、どうぞ心配しないで下さい。

場所

「時間や場所が分からなくなる」ケースですが、例えば、忙しさのあまり、曜日を混同して、何かの予約を逃してしまうというのは、誰しも経験があるかと思います。しかし、予約自体を思い出せない、家族に「今日は、○○の予約が入ってるよ」と念を押されたにもかかわらず忘れる、というのは、心配な兆候です。

また、初めて行く場所や慣れない道で迷ってしまうというのは、よくありますが、**通い慣れた道で迷う、迷っていることになかなか気づかない、**[※4]というのも赤信号になります。

私の主人の母は現在84歳で、パンデミック中に乳がんの治療を続ける強い女性ですが、ここ数年ちょっとした物忘れで「私、認知症になったんじゃないかしら？」と言うのが口癖になりました。義母の言う物忘れは、前述でいうところの青信号、うっかりミスなのですが…。きっと本人も半分冗談、半分不安というのが、正直なところだと思います。私はいつも「お義母さん、忘れてたことを思い出したんだから、大丈夫！認知症なら、忘れたことも忘れてるはず！」と対応します。義母はスマホもパソコンも使いこなし、化学療法の治療スケジュールも、私たちにグループ・メールで添付して送ってくるほどです。もちろん、治療日を忘れたことなどはありません。このように認知症とは程遠い義母ですが、本人の加齢と共に募る不安を無視することなく、且つ、ユーモアのセンスを忘れずに、私も主人も対応するように心がけています。

この認知症の兆候に関しては、楽観的になり過ぎるのも、過度に敏感になり過ぎるのも、良くないと思います。心配すべき兆候なのか、うっかりミスの誰にでも起こることなのか、客観的に考えて、前述を参考にしてください。また後ほど、ここで触れました兆候以外で、私が皆さんにぜひ注意してもらいたいと考える兆候をお話しします。

その前に、まずは、なぜ認知症は早期発見が大切なのか、そして、認知症と混同されがちな軽度認知障害とは何かについて考えてみましょう。

早期発見の大切さ

前述の認知症の兆候についてですが、親御さんに関して「あれ？いつもとちょっと違う！」という気づきが、しかも早い段階での気づきが大切になります。これらの兆候が顕著になってからでは、手遅れということになってしまいがちだからです。先に触れました「認知症の兆候」に戻って考えてみましょう。早期発見という観点から、私が個人的に特に強調したいのは、前述した兆候の一つである「物忘れがひどい」の「ひどい」という部分です。

アメリカのシカゴに事務局を構える非営利団体のAlzheimer's Association でも、アルツハイマーの兆候の一つとして**「日常生活に支障をもたらす程度の記憶の消失」**を挙げています。※6 **「ひどい」というのも、つまり、日常生活に支障が出る程の物忘れ**だと解釈できます。

しかし、**既に支障が出ているひどい状態で気づくというのは、決して理想的ではありません。**その後に専門医にかかり、診断が下った時点では、更に進行した状態になり、治療・ケアのアプローチとしてできることも少ない、ということになりかねません。日常生活に支障が出る手前の段階で、何とか手立てを講じたいものです。

２０２１年に聴講したＡＤＩ（Alzheimer's Disease International：世界中にあるアルツハイマー関連の協会の統括団体。イギリスに本部がある）主催のウェビナーで、アメリカに本社のあるイーライリリーという製薬会社の、アルツハイマー新薬の開発に関わっているフィリス・バークマン・フェレル（Phyliss Barkman Ferrell）氏が述べるに、――「誰も癌をステージ４で発見したい人はいない。皆、ステージ０か１で見つけたい。アルツハイマーにも同じことがいえると思う」。※7 本当にそうだと思います。**癌も認知症も進行性です。ならば、認知症に関しても、早期発見が非常に大切になってきます。**

早期発見の意義

認知症の早期発見の意義は、この進行を遅らせる可能性にあります。進行を遅らせることができれば、ご本人のＱＯＬ（生活の質）を高め、ご家族と共に、更にたくさんの楽しい思い出を作ることも可能です。また、ご本人が、ご自分の置かれている状況を十分に理解できる時に、治療・介護の方針から遺産相続などの法的な手続きまで、将来の計画を事前に立てられるということにも意義があります。逆に考えると、認知症が進行した状態では、まずは、ご家族の方がご本人を病院に連れていくことさえ、難しいことが考えられます。早期発見によって、今後ご本人と家族にとって必要となるかもしれない様々な介入・サポートを、本人、家族、医療・介護チームが一緒に、早い段階で模索していけることになります。

また、もちろんご本人次第ですが、認知症の初期段階では、治療に関する様々な臨床試験（新薬の開発など）に参加できる可能性があります。参加することによって、認知症の症状に改善が見られるかもしれませんし、自分たちと次の世代のために、医学に貢献したいと考える方には、意義のあることかもしれません。このように、認知症の早期発見は「人生100年」の中で生きる高齢者世代と私たちにとって、非常に有意義だといえます。

軽度認知障害（MCI）

最近、認知症と共に「軽度認知障害」という言葉を耳にすることが、多くなってきました。軽度認知障害は、英語名称（Mild Cognitive Impairment）の頭文字を取ってMCIともいいます。これは簡単にいうと、**記憶力や思考能力の衰えが、実年齢よりも悪いが、認知症までには至っていないという、通常の加齢現象と認知症の間にある状態です。**

年間に10%〜30%の方が軽度認知障害から認知症に移行し、逆に正常なレベルに回復する人もいる、という報告※3があります。

MCIの研究では

２０１８年の日本の研究では、ＭＣＩのグループ（参加者２３４人）から、１年後に29%が、１年半後には40%が、認知症に移行したと報告しています。この研究は、北米の白人を対象とした研究と比較しており、１年後、１年半後に認知症に移行する割合は、日本人のグループの方が高いが、２年後にはどちらのグループも似通った割合になったそうです。この報告をした研究者は、この違いに関して、日本人のＭＣＩグループの方が、北米グループと比べて、より早い初期段階で認知症の診断を受けたからではないかと、推測しています。※8

また、２０１４年に報告されたアメリカでの研究（参加人数：70歳以上の534人、15か月毎に調査、平均追跡期間：5・1年）によると、MCIを持つ参加者のうち38％の人が、正常な認知レベルに改善しました。しかし、最後の調査時には、この正常なレベルに戻った方々のうちの35％がそのままの状態を維持し、残り65％の方々は、MCIか認知症のどちらかに進行したということです。※9

MCIから認知症に移行する率も、MCIから正常なレベルに改善する率も、条件によって変化し、コンセンサスを得るには、まだまだ研究が必要かもしれません。いずれにしても、ここで重要なことは、**この軽度認知障害と診断された方の100％が、いずれ認知症になるかというと、そうではない**ということです。

MCI検査

現在は、アメリカでも日本でも、専門病院で軽度認知障害を調べてもらうことが可能です。日本では、MCIスクリーニング検査といって、簡単な血液検査で、そのリスクが高いか低いか判定できます。この検査は、保険が適用せず、大体の相場は2万円程のようです。これを高いと思うか安いと思うかは、個人の判断にお任せしますが、軽度認知障害なのかどうか調べることは、認知症の早期発見の観点から考えると、重要です。**もしも軽度認知障害のリスクが高い、もしくは軽度認知障害であると診断されたとしても、その段階で生活習慣の見直しと改善、そしてモニタリング（経過観察）をしていくことで、それ以上の進行を防ぐことが可能となり**得ます。

これもひょっとして、認知症早期発見のヒントかもしれない!?

・支払いの滞納

認知症早期発見のポイントとして、面白い研究報告に出くわしました。

８１３６４人の独居生活を送るアメリカ人を対象とした、１９９９年から２０１８年までのクレジットレポート（信用履歴：個人のクレジットカード、ローンの返済、電話・ガス料金などの支払いなど、これまでの財務履歴）のデータを分析した研究です。これによると、この対象者の中で認知症と診断された人は、そうでない人と比べて、早ければ診断される６年も前から、支払いの滞納が見られるということが分かったそうです。また、このように金銭管理ができない、財政的に不利な状況に陥る人は、教育の機会に恵まれなかった認知症の方が多い※10とのことです。日本の高齢者は、キャッシュを好む傾向が強く、アメリカのようなクレジットカード社会では無いので、カードの支払いの滞納というのは、あまりないことかもしれません。しかし、電気・ガス・水道料金や新聞代、インターネットや電話で注文した商品の支払い等で、請求書がきてもうっかりして滞納ということがあり得ると思います。一度や二度のうっかりミスは、誰にもあると思いますが、これが何度か続く場合は、認知面の低下を疑うことも必要になってきます。

これは、〈認知症の人と家族の会〉が挙げる6つのポイントの「物忘れがひどい」と「判断・理解力が衰える」に関係する症状といえるでしょう。つまり、認知症の早期発見の一つの目安として、公共料金などの支払いの滞納に注意することが、重要になります。

親御さんと離れて暮らしている場合、**親御さんの金銭管理に注目し、時折チェックすること**、また、一緒に暮らしている場合でも、**親御さんが支払っているものに関しては、時々どんな状況か確認する**、ということも大切だと考えます。認知面の低下によるものなら、早期発見することで、一緒に今後の金銭管理に関して計画を立てることもできますし、財政的に不利な状況に陥るのを防ぐことが可能だと思います。

・ニオイのお話

もう一つ、早期発見のポイントとして参考にしてほしいことがあります。実際にアルツハイマーと診断されている方の書いた本を読んで、なるほど！と思った情報です。

それは元脳神経医のダニエル・ギブス氏（Daniel Gibbs, MD）が書いた「A Tattoo on my Brain : A Neurologist's Personal Battle against Alzheimer's Disease」（２０２1年出版。題名を翻訳すると「脳に刻まれたイレズミ：ある脳神経科医のアルツハイマー病との闘い」）という本のエピソードです。彼は、アルツハイマーと正式に診断される2年以上も前の２０１３年の初めに、自ら決断し、臨床から引退されました。

彼の経験によると、２００６年に初めて嗅覚が衰えてきた事に気づいたそうです。そして、そのおよそ1年後、焼きたてのパンのニオイと香水の混じったニオイが、数分から1時間ほども続く幻臭に悩まされたそうです。その後、幻臭は徐々に消えていくと共に、嗅覚の衰えもどんどんと酷くなっていったとのことです。

私がこれを読んで、「なるほど！」と思ったのは、アルツハイマーを持つ方々のほとんどが、ニオイを感じなくなると訴えるからです。

私はよく勤務先のアルツハイマー施設で、入所者の皆さんとハーブティーを楽しむ会を設けましたが、残念ながらペパーミントやレモングラスなどを使っても、ニオイが分かる方はほとんどいなかったことを思い出します。

そもそもアルツハイマーの初期段階で既に、嗅球というニオイの情報を鼻から脳へ送る神経組織と、その情報を受け取る脳内の嗅内野という部分に、それぞれ病変が見られるということが分かっています。ニオイが分からなくなるという症状が、記憶障害よりも先に始まるという訳です。※11

ギブス氏の例を見れば、アルツハイマーと正式に診断された時期より更に10年近くも前から、嗅覚の衰えが始まっていたというのも、不思議ではありません。もちろん、これが全ての人に当てはまる事とはいえませんが、ニオイの感覚が以前と比べて鈍ってきたとか、ちょっとおかしいとか、そういったことが認知症の早期発見に繋がる可能性があるということです。

ここで一つ重要なのは、**嗅覚の障害は、アルツハイマーだけでは無く、認知症の一つであるレビー小体型認知症やパーキンソン病でも起こります**。最近では、コロナに罹患すると、嗅覚に障害が起こり得ることも、分かっています。ですから、ニオイが分かり難くなってきた、という兆候以外に、他にどんな身体面、認知面、生活行動面に変化が見られるか、ということに注意してみて下さい。ご本人からの、また、ご家族からの、このような情報が、いざ病院にかかることになった時に、原因を鑑別するヒントとなります。

・嗅覚のチェック方法

さて、嗅覚の検査は、他の検査よりも安価で簡単にできるというので、研究も進み、臨床に応用する病院もチラホラ見られます。アメリカのペンシルバニア大学の教授が作ったthe University of Pennsylvania Smell Identification Test™（UPSIT®）という嗅覚のテストが有名です。これには、商用版があり、30以上の言語にも訳され、入手可能です。※12もちろん、日本語版もありますが、検査を滞りなく行い、検査結果を解釈するには、きちんと説明書（マニュアル）を読まなければなりません。ということで、嗅覚検査は専門家に任せ、気をつけるべきセルフ・チェック項目として、注意していくのが良いでしょう。

私は、散歩中に綺麗なお花に出くわしたら、なるべくそのニオイを嗅ぐようにしています。ギブス氏によると、薔薇のニオイが分からなかったというのが、そもそもの始まりだそうです。なので私は、大好きな薔薇の花を見つけたら、すぐにニオイを嗅ぐことで、自分なりの嗅覚チェックをしています。これは、親御さんと一緒にもできることですから、お花や草木のニオイ、食べ物のニオイ、お香やお線香のニオイなどを一緒に嗅いで、以前と感じ方が変わっていないか、お互いにチェックしてみるのも良いですね。

認知症かもしれない―では次に取るべきステップは?

・気づいた時から日時をメモ

「認知症の危険因子」の章で、詳しくお話ししたように、自分たちで気をつけていけることは、意外にも少なくありません。しかし、時として、どんなに気をつけても、予期せぬ出来事は起こるものです。

例えば、もしもあなたの親御さんに、これまでお話ししたような認知症の兆候が見られる場合は、まず**気づいた時から、その日時と様子をメモに取ること**が、大切です。ご自分のスマホに記録していくのも良いでしょう。後で病院へ行くことになった時に、この情報が非常に役に立ちます。もちろん、ご本人が気づいて、自分で記録することができれば、それに越したことはありません。同時に、ＭＣＩや認知症に限っていえば、周りの方々による観察というのが、非常に重要な追加情報源となります。もしも、進行した状態であれば、ご本人の認識と、ご家族や親しい友人の認識に、違いが出ることは間違いないからです。

・兆候が続いたら病院へ

そして何よりも、やはり**「あれっ？」と思う兆候が続いたら、躊躇せず、病院へ足を運ぶようにして下さい。**かかりつけの医師がいるのなら、すぐに予約を入れ、相談しましょう。お近くに「物忘れ外来」がある場合は、そこに問い合わせるのも良いステップです。因みに、アメリカはほとんどの場合、かかりつけ医からの紹介で、専門病院へ行くことになります。

日本の場合は、各市町村にある地域包括支援センターに相談することもできます。地域包括支援センターは、介護保険に則って、高齢者が必要なサービス・支援の相談に乗ってくれる窓口です。ここから、認知症疾患医療センター（各都道府県に設置され、認知症専門医療を提供する）やその他の専門病院に繋げてくれます。もちろん、かかりつけ医から専門病院へ紹介してもらうことも可能です。因みに日本では、認知症サポート医という医師がおり、地域での専門医療機関と連携し、かかりつけ医や介護専門職への助言・支援を行う役割を担っています。※15 認知症サポート医になるには、定められた研修を修了しなければなりません。２０１

8年の累計では、全国で9950人が認知症サポート医の研修を修了されています。[※13]

・病院に行くのを嫌がったら？

さて、ご本人が病院に行くのを嫌がる理由に2つのパターンがあります。ご本人が楽観視して、大したことはないと思われている場合と、自分でも気づいているがプライドが許さない場合です。これは繊細な判断を要する問題ですね。いずれの場合も、認知症の疑いがあるという理由で、病院に行ってもらうのは難しいかもしれません。

もしも飲んでいる処方薬があって、そろそろもらいに行かなければならないとか、持病があり定期的に病院に通っていて、次の予約が既に入っているなら、その機会を利用してみるのはどうでしょう。一緒について行って、かかりつけの医師に相談するというのも一つです。但し、普段病院についていくことがないのにもかかわらず…というのなら、きっと怪しまれるでしょうから、ケースバイケースです。また、一緒に病院に行ったとしても、ご本人を前にあまり傷つくような言い方は避けたいですね。担当医には、家族として最近こんな事に気づいて、お薬の副作用なのか何なのか、ちょっと心配している―という感じで切り出すのが良いかもしれません。

もちろん、できるならば、親御さんには正直に且つ愛情を持って、ご自分が気づいた変化・兆候をお話しし（ここでも記録してきたメモが役立ちます）、心配しているということを伝えるのが、一番かと思います。「正直は最善の策」という諺もありますので。事前に病院に行くことを納得してもらえるなら、それに越したことはありません。

できたら、前述の「早期発見の大切さ」に書きましたことを、説得材料にして下さい。そして「何でも無ければ、それが一番だし、検査でそれが確認できれば安心だから」ということを強調してみて下さい。皆さんはきっと子供として、どんな言い方をすれば、親御さんに耳を傾けてもらえるか、どんな言い方をすると、怒らせてしまうか、ということをよくご存じだと思います。

また、親御さんが誰の話しを一番よく聞いてくれるか、ということも考慮して、ご自分でないならば、その方にバトンタッチするのも良いでしょう。我が家の場合は、残念ながら、私は役立たずのことも多く（苦笑）、父が存命の時から、重要な話しは、私の兄がすることになっています。高齢のため、父に自動車の運転を諦めてもらった時も、私や母ではなく、兄が説得しました。という訳で、各家庭・家族で、状況がいろいろ違ってくるかと思います。ぜひ、ご家族や信頼できる方と相談して、一番効果的と思われる方法で、アプローチしてみて下さい。

・病院での診断・検査

では、ご本人も納得され、病院に行くことになった場合、病院では、認知症かどうか診断するために、一体どんな検査を行うことになるのでしょうか。ここで、簡単に考えられるシナリオをご紹介します。

まずは、問診です。ご本人とご家族の病歴、現在の状況と、それに至った経緯を質問されます。ここで、今までご自分の記録してきたことが、役立ちます。次に、血液検査や感染症の検査などの一般的な身体検査を行います。これは、他の要因によって症状が引き起こされていないか、診断を絞り込むために必要な検査です。

同時に、認知機能検査として、長谷川式認知症スケール（ＨＤＳ‐Ｒ）やＭＭＳＥ（Mini-Mental State Examination ミニメンタルステート検査）といった記憶力を中心に評価する簡易テストが行われます。長谷川式認知症スケールは、精神科医で認知症診療の第一人者である、故長谷川和夫氏らによって作られた日本独自の検査です。またＭＭＳＥは、国際的に使われている検査で、様々な言語に翻訳されています。どちらも、最終的に得られた点数から、認知症の疑いがあるかを判断します。これらの簡易テストは、あくまでもスクリーニング検査であって、もし点数が悪かったとしても、これだけで認知症であるとは判断できません。検査時に緊張して、うまく回答できなかった、ということもあると思います。

その他に、詳しく脳の状態を見るために、ＣＴやＭＲＩの画像検査も行います。この画像検査では、脳の萎縮や血管の状態を確認することができます。例えば、この画像検査によって、脳に梗塞が見られた場合は、アルツハイマーではなく、脳血管性の認知症の可能性が考えられます。

・PET検査・骨髄液検査

更に、設備の整った医療機関によっては、PET検査を勧められる場合もあります。このPET検査は、アミロイドPETという画像検査で、脳のアミロイドベータの蓄積を確認することが可能です。アミロイドベータは、脳内のタンパク質で、この蓄積がアルツハイマーに深く関与しているというのが、現時点での定説です。脳内のアミロイドベータの蓄積が分かれば、アルツハイマーの診断の鍵になります。

また、このアルツハイマーに関与するタンパク質を調べる方法として、髄液検査というものもあります。髄液は脳に接する体液ですので、この成分を調べることで、脳内のタンパク質の状態が分かります。髄液は、腰椎穿刺をすることによって、採取します。腰椎穿刺は、局所麻酔を必要とし、穿刺後に合併症が起こることもありますので、注意が必要です。

また、アルツハイマーではなく、パーキンソン病やレビー小体型認知症が疑われる場合は、ダットスキャン（正式にはドパミン・トランスポーター・シンチグラフィと言います）という特別な画像検査を勧められることがあります。

このように、**認知症の診断は、一つの検査だけで判断できるものではなく、いろいろな検査を通して、情報を集め、それを総合的に診て判断されるものです。**

・分からないことは質問する

私の個人的な見解ではありますが、**認知症にかかわらず、どんな場合でも、ご本人とご家族の主訴をしっかりと傾聴してくれる医師でないと、信頼関係は作れません。**そして、**どの時点でも、分からないことは質問する、ということが大切です。**日本人は特に、こういった点が謙虚になりがち（！）ではないでしょうか。個人主義のアメリカで多少なりとも鍛えられた私は、病院に掛かった時は、医師や看護師、検査技師、薬剤師などに、分からないことや疑問に感じることは、少しくらい図々しく質問するようにしています。何と言っても、ご家族を含めた当事者が、納得・理解して、次のステップに進むことが重要です。上記に書きました検査のうち、腰椎穿刺は特にリスクを理解して行うことが大切です。また、画像検査は保険適用外のことも多く、特にアミロイドPET検査は、日本でも通常30万円以上で非常に高額です。自己負担の費用がいくら位かかるのか、しっかり確認した上で、必要な検査を進めていくことが大切ですね。繰り返しになりますが、受診においては、とにかく、納得できるまで質問する、という態度が必要不可欠です。

親が認知症かもしれない？
と思った時に取る行動と流れポイント

早期発見のポイント

①うっかりミスとは言い難い物忘れがないか？

②公共料金など、普段の支払が滞ってないか？

③ニオイが分からなくなってきていないか？

お医者さんに相談する前のポイント

①認知症と思われる気になった行動をメモしておく

②親が一番に耳を傾けてくれる家族の誰かが、早期発見の大切さを話して聞かせる

以上を踏まえたうえで、かかりつけ医に相談しましょう

かかりつけ医以外なら

物忘れ外来など専門外来、もしくは包括支援センターに相談する

検査・治療について

検査や治療は高額なものや、体に負担のかかるものもあります。分からないことはどの時点であっても質問し理解したうえで、診療を進めていきましょう

コラム 3

一つ屋根の下で…

こちらは、60歳以上の784組のご夫婦が参加した、配偶者と認知症に関する韓国の研究です。カップルの一方が認知障害を呈すると、その配偶者も認知障害を呈する場合が多く、運動不足、鬱、頭部外傷が多くの夫婦で共有するリスク要因だったという、報告です。特に運動不足と鬱ですが、これは、配偶者の認知障害によって、夫婦で座ってばかりいる生活になってしまい、これが更に鬱に繋がり、健康だったはずの配偶者も認知障害のリスクにさらされるのでは、と示唆しています。

ということで、認知障害がある方の配偶者には、運動を奨励することが望ましいのではないか、としています。[※1] このように考えると、運動の大切さと共に、一つ屋根の下で生活を共にする配偶者やパートナーと心身共に健康に、一緒に歳を重ねていくということの重要さも感じます。私が認知症になったら、うちの主人にもそのリスクが増えるというのでは、何としても認知症には抵抗したい思いです。あなたの大切な方と、1日でも長く一緒に元気に、歳をとってゆく時間を維持するためにも、一人ひとりができることをやって、健康管理をしていくことが大切ですね。

※1　2021年、Yang, H W., Bae, J B.らによる研究

※1　厚生労働省　令和2年簡易生命表の概況「主な年齢の平均余命」https://www.mhlw.go.jp/toukei/saikin/hw/life/life20/index.htmlより
※2　WHO “Life Expectancy at Birth（years）”https://www.who.int/data/gho/data/indicators/indicator-details/GHO/life-expectancy-at-birth-（years）より
※3　厚生労働省　第78回社会保障審議会介護保険部会令和元年6月20日「認知症施策の総合的な推進について」https://www.mhlw.go.jp/stf/newpage_05144.htmlより
※4　John Hopkins Medicine（ジョン・ホプキンス・メディスン）“Memory Lapse or Dementia？ 5 Clues to Help Tell the Difference” より
※5　Wikipedia（ウイキペディア）“Doorway Effect”より
※6　Alzheimer's Association「注意すべき10のポイント」https://www.alz.org/asian/signs/10_warning_signs.asp？nL＝JA＆dL＝JAより
※7　2021年11月 ADI webinar ”Diagnosis and health system preparedness-World Alzheimer Report 2021” ウェビナーより
※8　2018年、Iwatsubo, T.らによる研究
※9　2014年、Roberts, R O, Knopman, D Sらによる研究
※10　2020年、Nicholas, L. H.らによる研究
※11　2018年Columbia University Irving Medical Center（コロンビア大学アービング医療センター）https://www.cuimc.columbia.edu/news/can-smell-test-sniff-out-alzheimers-diseaseより
※12　Sensonics International,　Smell Identification Test™（UPSIT®）https://www.sensonics.com/product/smell-identification-test/より
※13　国立長寿医療研究センター　研修のご案内　https://www.ncgg.go.jp/hospital/kenshu/kenshu/27-1.htmlより

第三章

認知症を防ぐ
睡眠と食事とダンス！

認知症予防に睡眠と食事が大切な訳

さてここで、先程の12の危険因子には含まれていませんが、最近の認知症関連での研究で取り上げられている重要事項を、お話しします。それは、睡眠と食事です。

前述のランセット認知症予防・介入・ケア委員会の報告でも、この2つに触れていますが、グローバルな認知症の危険因子として決定するには、もっと研究が必要といったところでしょうか。しかし、私たちが一生を通じて、それ無しでは生きていけないのが、睡眠と食事です。皆さんも既にその重要性についてはご存じかと思いますが、ここでは、なぜ特に認知症予防に大切なのか、について研究データを基にお話しします。

認知症を予防する睡眠

・睡眠時間での認知症のリスク

まずは睡眠についてですが、睡眠障害（睡眠時間が短すぎる、長すぎる、不眠症、無呼吸症候群、等）が認知症に関係するという報告が多数あります。※1 この中から、最近報告された興味深い研究を2つご紹介します。

まずは、英国における7959人（平均年齢50・6歳）を対象とした約25年にわたる追跡研究です。これによると、50代、60代、70代において、平日に6時間以下の睡眠をとってきた人は、規則的に7時間の睡眠をとってきた人に比べて、認知症のリスクが30％も高いという結果を得たそうです。※2 つまり、**50代以降で睡眠時間の少ない人は、後々に認知症になる可能性が高い**、ということになります。

また、福岡県にある久山町の住民を対象に長年行われている「久山町研究」として有名な追跡研究では、60歳以上の1517人を10年間追跡した結果、5・0〜6・9時間睡眠のグループに比べると、5・0時間未満、8・0〜9・9時間、10時間以上の睡眠グループは、認知症を発症するリスクが、それぞれ2・6倍、1・6倍、2・2倍高かったということです。※3 このことから、**睡眠は短過ぎても長過ぎても、認知症の発症リスクになり得る**ということがいえます。

・長時間睡眠は死亡リスクが高い

もう一つの研究は、日本、中国、シンガポール、そして韓国でのデータをまとめたものです。32万2721人のアジア人(平均年齢54・5歳)を対象に、男性参加者を平均して14年間、女性参加者を13・4年間追跡した研究結果です。これによると、男女共に、7時間の睡眠をとる人に比べて、それ以外の睡眠時間(5時間以下、6時間、8時間、9時間、

10時間以上）をとる人は、大幅に死亡リスクが高かったということです。そして、何と男女共に1番死亡リスクが高かったのは、10時間以上睡眠をとる参加者だったそうです。※4

この長時間睡眠が高い死亡リスクに繋がるという関係は、他の人種と比べると、アジア人で顕著な現象である可能性が高いようです。※1 また、私たちは、〝睡眠は8時間〟と考えてきた感がありますが、これら上記の研究結果を考慮すると、**日本人には、7時間睡眠が理想的であるとい**える かもしれません。それ以上でもそれ以下でも、健康にとって良くない結果をもたらす可能性があるようです。

高齢化社会を迎えた現在、40代後半から50代といえば、仕事が最高潮の時期ではないでしょうか。責任ある立場に立ち、忙しさでついつい睡眠を削ってしまうというのは、多々あることだと思います。そんな中でも、何とかして7時間の睡眠をとりたいものです。

そして、**この7時間の睡眠というのは、質の高い睡眠であることが重要です。**朝、目が覚めた時に「あーぐっすり寝られた！」という感覚が大切です。私事ですが、小さい頃から寝つきが悪く、眠りが浅く、しかも中程度の無呼吸症候群もありまして、「質の高い睡眠」は永遠のテーマでもあります。こういった睡眠に関する問題でお困りの方は、おそらく沢山いるかと思います。ではここで、何故、質の高い睡眠が、認知症予防に大切なのか、という理由をお話しします。

・質の高い睡眠で脳の老廃物を洗浄する

私たちの睡眠には、レム睡眠とノンレム睡眠という二つのタイプがあります。ノンレム睡眠というのは、睡眠の中で一番深い眠りの段階を含み、脳の眠りともいわれています。英語では、「静かな眠り（Quiet Sleep)」ともいいます。レム睡眠は、逆に浅い眠り、身体の眠りで、この段階で人は夢を見るといわれています。このことから英語では、「夢を見る眠り（Dreaming Sleep）」と呼ぶこともあります。我々は睡眠中に、このレム睡眠とノンレム睡眠を交互に繰り返している訳です。※5

さて、認知症と睡眠に関してですが、現在、いろいろな研究によって「グリンファティック・システム（Glymphatic System）」という少々難しい名前ではありますが、脳内で行われるメカニズムが分かってきています。これはノンレム睡眠中に、老廃物を含む脳脊髄液を流すシステムのことです。※6 この排出される脳脊髄液の中には、アルツハイマー病に大きく関わるタンパク質、アミロイドベータが含まれます。※6 つまり、私たちは、**ノンレム睡眠中に脳の中の老廃物を洗浄しているる**といえます。イメージとしては、おトイレに行って用を足した後に、トイレの水を流す―といった感じでしょうか。

ということは、この一番深い眠り、脳の眠りを促すノンレム睡眠が充分でないと、この「脳の自浄システム」が円滑に行われないという事になります。また、この一番深い眠りというのが、私たちの身体全体の回復・修復に関係しているようです。この睡眠段階では、**免疫力を高める物質の血中濃度が上昇する**ことが判明しており、**深い眠りが、私たちの身体を感染症に対抗できる**ようにしているのでは、といわれています。[※5] そしてビックリ、がっかりなのは、加齢と共に、この一番深い眠りが、減っていくそうです。20歳では、この深い眠りの段階が睡眠全体の20%を占めるのに、60歳では、その半分の10%になり、その後、歳と共にどんどん少なくなり、高齢者の中には、この段階が全く無い方もいるそうです。[※5] では、高齢者や、私のような不眠症などの睡眠に関する問題を抱える人が、どうすれば質の高い睡眠を手に入れることができるのでしょうか。

・睡眠向上のポイント

近年、「睡眠衛生（sleep hygiene・スリープ・ハイジーン）」という言葉を耳にするようになりました。これは、快適な睡眠を得るための習慣のことです。自分たちで質の高い睡眠を得るための習慣づけをしていく、環境作りをするということです。私自身がなかなか眠れない質なので、私が調べ実践していることもふまえて、そのポイントをまとめてみました。一般的には、次に挙げる習慣・環境が睡眠にとって大切であるといわれています。

まずは、何と言っても自分の寝る場所、寝室の環境を整えることが重要です。

▼寝室を静かな場所にする。必要によっては、防音のカーテン、耳栓、ホワイトノイズ・マシンを使う。

このホワイトノイズ・マシンは、人工的に作ったテレビの砂嵐のような音によって、他の音を覆い隠してしまうことのできる機械です。寝ている間、つけっぱなしにしておくと、外から聞こえてくる車の音、人の話し声や犬の鳴き声などの騒音が気になりません。機械といっても、ベッドサイドのナイトテーブルに置ける程の大きさで、場所を取りません。実は、私と主人は、このマシンをもう10年以上も愛用しています。しかも10年以上もの間、壊れることなく、同じものを使っています。ちょっとした物音で目が覚めてしまう質なので、この機械に頼っている次第です。

▼明るい照明を避ける。寝室の照明は、少し暗めのものに変える、もしくは明るさを調整できる照明に変える。寝る前や寝床では、なるべくテレビやパソコンは見ないようにする。スマホやアイパッド等のタブレットも避ける。

日本は、直接照明が多いですが、寝室は間接照明にしてみるのも良いかもしれません。そして、寝る前にスマホは見ないというのは、現代人にとっては、なかなか難しいですね。しかし、**夜間スマホやパソコンによるブルーライトにさらされると、眠気を誘う物質のメラトニンというホルモンが、思うように作られず、眠りにつくことが難しくなる**そうです。ですから、寝る前にパスタ（パソコン、スマホ、タブレット！）は避けると覚えておいて下さい。私の場合、なるべく、夕方の5時半以降はパソコンを使わない（つまり仕事はしない）、ベッドに入ったらスマホは見ないようにしています。もちろん、誘惑に負けることも多々ありますが、できるだけ、努力しています。また、日中にパソコンを長時間使用すると、目がショボショボしてきて、痛くて寝られなかったりすることがあります。この教訓から、パソコンなどのブルーライトを遮断してくれる専用の眼鏡を常時かけています。意外にも安価で購入できますので、ぜひお勧めします。

▼寝る時は心地よく。寝室の温度を調整できるようにする。敷布団、掛布団、枕などの寝具を、自分が心地よく寝られるものに変える。

意外ですが、よく眠れる室温は、実は低めで、18℃くらいだそうです。寝具に関しては、試してみないと分からないことなので、時として、お金と時間がかかります。しかし、羽根布団が良かったり、メモリーフォームのマットレスが良かったり、また、枕は実はバスタオルが一番良かったりと、人によって様々なので、いろいろ試して、ご自分に合うものを見つけることが、とても大切です。

その他にも、以下のようなポイントが挙げられています。

▼睡眠のスケジュールを組んで、それを守る。寝ても寝られなくても、毎日同じ時間に床に就き、同じ時間に起きることは、重要である。寝

床に就いて10分～20分経っても寝られなかったり、一度目が覚めて寝られなくなった場合は、一旦寝床から出て、眠くなるまで、何かリラックスできることをやってみる。

もちろん、ここでテレビやスマホは厳禁です。間接照明の中、代わりに本を読むとか、心を静めてくれる瞑想音楽などを聞く、というのが良いですね。

▼カフェインには充分注意する。もしも不眠症であるなら、極力カフェインの入った飲み物は避ける。また、カフェインには利尿作用があるので、夜、頻回にトイレに行くことにもなりがちである。

私の場合、朝起きて1杯のコーヒーを飲んだら、その後は飲まないようにしています。但し、私は紅茶も大好きで、午後にミルクティーを飲むことがあります。ご存知のように、紅茶にもカフェインが入っていますので、あまり遅くには飲まないようにしないといけませんね。もちろん、紅茶に限らず、日本のお煎茶にもほうじ茶にも、チョコレートにもデカフェにも、カフェインが入っています。ご自分の睡眠を妨害している犯人は、もしかするとカフェインかもしれません。因みに、**アメリカの食品医薬品局（FDA）では、健康な大人は1日に、カフェイン400㎎までとしています。**もちろん、日本人の私たちでは、体格も違いますし、また、人によって、許容量が違ったり、カフェインが体内から無くなるまでの代謝が違ったりするので、一概にどれだけとはいえないかもしれませんが、左の図1を参考に、皆さんもぜひ注意して下さい。

▼昼寝をするなら、できれば昼食直後が良い。また、30分を目安にする。

図１　飲み物別のカフェイン含有量

飲み物の種類	カフェインの量
コーヒー（ドリップ式）	60mg/100ml
紅茶	30mg/100ml
煎茶	20mg/100ml
ほうじ茶	20mg/100ml
ウーロン茶	20mg/100ml
玄米茶	10mg/100ml

（参考資料2021年、農林水産省　「カフェインの過剰摂取について」より）

これは高齢者の方で、夜ぐっすり寝られないために毎日昼寝をしている方には、ぜひ、注意していただきたいです。昼寝を長くすると、夜また寝られなくなるという悪循環にもなります。

▼日中に運動する。心拍数の上がる運動には、1．早く眠りにつける　2．深い眠りが得られる　3．就眠中に目覚めることが少ない、という睡眠に関する3つの利点がある。しかし、運動は遅くとも、寝る時間の2時間前に済ます。運動によって刺激を受けて、寝つ

きが悪くなるからである。

▼満腹も空腹も避ける。就眠の2、3時間前に、お腹が一杯になるような食事は避ける。また、お腹が空いた状態で寝床に就かない。

確かに、寝る前にお腹が一杯でも、お腹が空いていても、なかなか寝られないものです。お腹が空いて寝られない場合は、温かいミルクを飲むとか、グラノーラなどの健康的なスナックをちょっと食べて寝るというのが、良いかと思います。また、満腹の状態で横になると、胸やけを助長する可能性もあるそうです。

▼飲酒は控える。アルコールは、レム睡眠を妨害し、喉の筋肉を緩めるので、いびきを悪化させ、呼吸を乱す可能性がある。

ちょっと寝つきに一杯とか、習慣になっている方もいるかと思いますが、アルコールは、睡眠を助けませんので、ぜひ、注意して下さい。無呼吸症候群のある方も要注意です。

（以上、参考文献※7より）

皆さん、いかがでしょうか？ 上記のポイントを、ぜひ参考にしていただき、今一度、ご自分の睡眠衛生を見直してみて下さい。そして、ご自身に合った睡眠の改善方法を取り入れて下さい。

例えば、寝床で本を読むと眠りにつきやすい、という方がいるかもしれません。そうであるなら、わざわざその習慣を止める必要は無いと思います。また、皆さんの生活される環境に合わせた工夫も必要でしょう。私の場合、冬の長いワシントン州で暮らすため、とても寒い日は、電気あんかや湯たんぽを使って、足元を温かくして寝るようにしています。

かなりの冷え性なので、温かくすることで、比較的眠りにつき易いのです。逆に、頭をお坊さんのように剃っている主人は、夜中に頭が冷えて目が覚めるので、ニット帽を被って寝ることも…。まだまだ試行錯誤は続きますが、快適な睡眠を目指して頑張っています！

・睡眠薬は大丈夫？

前述の久山町研究では、**睡眠薬を使っている60歳以上の研究参加者は、睡眠時間に関わらず、薬を飲んでいない5・0〜6・9時間睡眠をとる人に比べて、死亡するリスクも認知症になるリスクも高かった、**という結果を報告しています。※3 高齢者の方なら、眠れないということで、お薬に頼るのはなるべく避けた方が良いかもしれません。早くからできる限り、ご自分に合った睡眠習慣を作って、快適な睡眠を目指すことは、認知症予防のみならず、健康管理全般に重要な要素です。

また、アルツハイマー型やレヴィー小体型の認知症の場合、不眠を訴える方が多くいます。夜中に目覚めて不穏になるということもよくあります。自宅で介護をされている場合は、ご家族の方も一緒に目が覚めて寝られなくなりがちです。認知症の方が眠れない時には、どんなお薬が適切なのか、しっかり担当医・専門医と相談して下さい。

私が考える最も安全な睡眠薬は、やはり運動です。前述の「睡眠向上のポイント」でも触れましたように、運動は安眠の一助となります。認知症の方も、ご家族の皆さんも、汗をかいて気分がスッキリする運動を何とか日常に取り入れていきたいですね。

・高齢者には注意が必要なお薬

さて、睡眠薬の話が出ましたので、ここでもう少し、お薬について触れたいと思います。アメリカでは、65歳〜69歳までの方なら、平均して年間に、何と14種類もの薬を処方されているそうです。※8そして日本の場合、75歳以上の高齢者のおよそ40％が5種類以上のお薬を、約25％の方が7種類以上を処方されています。※9お薬を複数飲んでいるということは、それだけ、一つ一つの薬の副作用と、薬同士の相互作用に、注意しなければなりません。では、特にどんなお薬に、注意が必要なのでしょうか。ここでは、代表的なお薬について、お話しします。

厚生労働省が報告した「高齢者の医薬品適正使用の指針　総論編」（2018年）によると、「高齢者には、睡眠薬等に使われるベンゾジアゼピン系の薬の服用を注意すべき」としています。薬の名前は難しいですね。ベンゾジアゼピンと言われても、「何？」という感じです。私たちには、お薬の商品名称の方が、ピンとくるかもしれません。図2・3に注意すべき薬の商品名の一部を表にまとめました。処方箋や薬自体に必ず名前が書いてありますので、睡眠薬を飲んでいる高齢者の方なら、ちょっと照らし合わせてみて下さい。

このベンゾジアゼピン系には、不安や緊張感を取り除く抗不安薬のお薬もあります。そして、これらの薬には、**高齢者の認知機能を低下させたり、高齢者をせん妄状態にしたりする可能性がある**ということです。また、転倒のリスクも挙げられます。その他、**抗コリン系のお薬は、特に他の抗コリン系の薬との併用に要注意**といわれます。

このベンゾジアゼピン系と抗コリン系のお薬について医師は、「患者の長期服用を避け、慎重に投与するべき」としています。[※9]アメリカでも、もちろん、高齢者にとってこれらの薬は、**「認知面を低下させる可能性のある薬として、服用に注意すべきである」**といわれています。[※8]また、急にこれらの使用を止めると、離脱症状といって、身体的、精神的な禁断症状が出る場合がありますので、自分勝手に服用をストップすると危険です。[※8、9]

図2　ベンゾジアゼピン系の代表的な薬

用途	商品名
不眠症	レンドルミン サイレース ベンザリン ネルボン ハルシオン
不安、緊張	ソラナックス デパス

図3　抗コリン系の代表的な薬

用途	商品名
パーキンソン病	アーテン
	アキネトン
不整脈	リスモダン
吐き気	ノバミン
	プリンペラン
尿失禁	ポラキス
	ベシケア

上記は※9を参考に作図

私は幸運にも、これまでに入院や大きな手術はしたことがありませんが、歯医者にはよくかかり、抜歯やインプラントなどをやった経験があります。アメリカでは、抜歯やインプラントでも簡単に、がん等の疼痛治療として使われるオピオイド鎮痛薬を処方することがあります。商品名でいうと、モルヒネ、バイコディンやオキシコドンという非常に強い鎮痛薬です。アメリカでは長い間、オピオイドが問題となっています。中毒性、常習性が高く、非合法的に売ったり買ったりする人が後を断たず、たくさんの方が過剰な服用で、毎年亡くなっています。しかし、このように簡単に処方されるということからも、この問題が解決しない理由がよくわかります。私は特に痛みに強いわけではありませんが、抜歯くらいなら、通常の鎮痛薬で自分の痛みには対処できると分かっていますので、処方されても実際飲んだ事はありません。

ここで強調したいことは、病院で出される薬に疑いを向けるとか、担当医を信用しない、ということでは無く、**自分の口に入れるものが何なのかということを、きちんと知る必要がある**のではないか、ということです。

食事にもいえることですが、いったん身体に入れてしまえば、途中で排出することは難しいですね。**処方されているお薬に関して、受け身ではなく、積極的に、担当医や薬剤師に質問して、作用、副作用、そして既に服用している他の薬との相互作用について、しっかり理解しましょう。**

そして、もしも、新しい薬を服用し始め、徐々に物忘れが激しくなったとか、混乱してきたとか、ふらつきが出てきた、ぼーっとし始めた、等の症状が見られるようになったなら、それは、お薬のせいかもしれません。薬によってこのような症状が見られることを「薬剤起因性老年症候群」と呼びます。不適切なお薬の服用のせいで認知症のような状態になり得ます。そしてこれは、その薬を中止・減量することで状態が良くなるのですから、高齢者のお薬の服用に関しては、ご本人はもとより、ご家族も、ぜひ注意して経過観察して下さい。

認知症を予防する食事

・地中海食

地中海食を摂取する人は、しない人に比べて、認知症になるリスクが低いという研究報告が、近年、続いています。※1

地中海食とは、植物を基本にした食習慣で、果物、野菜、全粒穀物（精白されていない穀物）、豆類、ナッツ類、魚、オリーブオイルをメインに含みます。

▼バターはほとんど使わない。
▼精糖や精粉は使わない。
▼肉はほとんど使わない。
▼卵、鶏肉は時々消費する。
▼乳製品（チーズ、ヨーグルト）は毎日〜毎週消費。
▼魚は、少なくとも1週間に2回は消費する。
（サケ、イワシ、アジ、ビンチョウ・マグロ、マス、等）。

（以上、2021年、LaMotte S. CNN "Mediterranean diet may prevent memory loss and dementia, study finds"「地中海食習慣が記憶力低下と認知症を防ぐかもしれない」より）

最近ドイツで行われた研究では、この地中海食習慣が認知症予防に効果があると報告しています。認知面が正常な参加者とアルツハイマーにかかるリスクのある参加者（家族歴のある人、軽度認知障害のある人）合わせて512人（平均年齢69・5歳）のドイツ人を対象にした研究です。※10

これによると、**地中海食に近い食事を摂る頻度の高い参加者ほど、脳の内側側頭葉灰白質という部分の容量がより大きく、記憶力がより良く、アルツハイマーに関与するタンパク質、アミロイドベータとタウの蓄積がより少ない**、という結果が出たそうです。この研究チームは、地中海食習慣によって、脳内のアミロイドベータとタウが減少し、それによって脳の萎縮を防ぎ記憶力を保つのではないかと、推測しています。

　地中海食習慣が実際どのように脳に作用しているか、詳しいメカニズムはまだ分かっていませんが、専門家の間では、地中海食に欠かせない魚とオリーブオイルが、重要なポイントの一つと考えるようです。というのも、サケやイワシなどに豊富なオメガ3という脂肪酸が脳の発達や機能に重要といわれ、また、オリーブオイルに含まれるオレイン酸という脂肪酸は、悪玉コレステロールを減らすといわれているからです。

・MIND（マインド）ダイエット

アメリカには、高血圧を防ぐための食事習慣としてDASHダイエット（ダッシュ・ダイエット、Dietary Approaches to Stop Hypertension の頭文字より。「高血圧を防ぐための食事療法」という意味）というのがあります。

この食事は、血圧をコントロールしてくれるカリウム、カルシウム、そしてマグネシウムが豊富な食品を取り入れ、塩分と、悪玉コレステロールに関わる飽和脂肪酸、そして糖分を控える、というものです。※11 そして更に、このDASHダイエットと地中海食の2つを取り入れたのが、MINDダイエット（マインド・ダイエット）です。高血圧に気をつけながら、認知面の低下を防ぐということで、この食事習慣は、特に認知症予防を目的に推奨されています。では、このMINDダイエットでは、何が特徴なのでしょうか。

▼緑色野菜を中心にする。緑色野菜（ほうれん草、レタス、青汁で有名なケールやブロッコリー等）には、脳に良いとされる栄養素、葉酸やビタミンE、フラボノイドが含まれる。

▼果物は、ベリーとつくものを中心にする。ブルーベリー、イチゴ(ストロベリー)、ブラックベリー等は、フラボノイドが豊富である。

▼ナッツ（アーモンド、クルミ、マカダミアナッツ等）をおやつにする。ナッツにはビタミンEが豊富。なるべく塩味の少ないものにする。

▼油はオリーブオイルを使う。

▼肉はなるべく鶏肉にする。肉の代わりに豆食品からタンパク質を摂る。

▼魚は1週間に1回は食べる。

▼夕食にグラス1杯のワインなら良い。

参考：healthline, The MIND Diet. https://www.healthline.com/nutrition/mind-diet

地中海食ととても似ていますが、野菜は緑色野菜を、果物はベリーを中心にする、というところが、特に細かいですね。四季それぞれに美味しい果物の採れる日本で、ベリーばかり食べるというのも辛い感じがします。もちろん、この食事は、専門家が集まって考えたものですので、高血圧気味で、将来の認知症が心配だという方は、挑戦してみる価値はあるかもしれませんね。では次に、日本食はどうなのか、考えてみましょう。

・和食もかなりイイ線いってます

さて、前述の地中海食習慣を考えた時、私たち日本人のいわゆる伝統的な食習慣と似ているように思います。和食は、野菜、穀物、豆類、そして魚がメインです。大きく違うかもしれない点は、オリーブオイルの使用頻度とチーズやヨーグルトの摂取量ということでしょうか。これはおそらく、特に高齢者世代において、あまり摂取しない傾向があるかもしれません。私たち中年層から若い世代は、オリーブオイルを使ったお料理やチーズなどの摂取も当たり前になっているように思います。逆に、魚や野菜の摂取量が少なくなってきているかもしれません。ファストフードやコンビニのお惣菜、そしてお肉に偏ることも多く、こう考えると、高齢者世代の方が、食生活は健康的かもしれません。

私の母は、92歳の今も自分で料理をしています。まさに、魚、野菜、豆類を沢山食べています。お陰様で、心身ともに健康です。それから、和食は、沢山違うものを、少しずつ食べていますね。アメリカのように、ピザとサラダがどーんと食卓にのる感じではなく、懐石料理に代表されるように、いろいろな物が小鉢で少しずつ、といったイメージです。このいろいろな食品群を少しずつ食べるというのも、身体には、とても良いのではないかと思います。ただ、和食で注意したいのは、ご飯と塩分の摂り過ぎです。味噌や醤油は、発酵食品として健康に良い点が沢山ありますが、使い過ぎると、お塩を沢山摂ってしまう結果になります。いうまでもなく、塩分の摂り過ぎは、高血圧や心臓病、腎臓病や脳卒中などの要因となりますので、私も注意をしています。

また、ご飯は「軽く」が良さそうですね。ご存じのように、ご飯は炭水化物。摂り過ぎは、体重に影響しますし、生活習慣病に繋がりますので、ご飯は少なめにし、その分、野菜を増やしたりするのが理想的です。

アメリカには、市町村と提携して、健康的な食事習慣・生活習慣を住民に紹介している「Blue Zones®（ブルーゾーンズ、青色地帯）」という組織があります。この組織の創始者であるダン・ビューエットナー氏(Dan Buettner)が、長寿が住む地域は、健康な人々の住む地域であるとして、その地域を青色地帯と呼び、5つの地域を指摘しました。その5つは、イタリアのサルデーニャ、コスタリカのニコヤ、ギリシャのイカリア、米カリフォルニア州のロマ・リンダ、そして日本の沖縄です。※12ご覧のように、地中海の国、イタリアとギリシャ、そして日本が加わっているのは、単なる偶然ではないようですね。

ブルーゾーンズでは、沖縄の100歳以上の方々を対象にした食事に関するデータも報告しています。それによると、この100歳以上の高齢者が今まで中心に食べてきたのは、67％がサツマイモ、12％がお米、9％がその他の野菜、6％が豆類ということでした。ほとんどが、植物由来の食事ですね。そして、他の4つの青色地帯も同様に、植物性食品を中心にした食事習慣だということが分かっています。※13

・「満腹である」と「空腹ではない」の大きな違い

また、とても興味深いことに、ビューエットナー氏は、沖縄を訪れた時に、高齢者から「腹八分」という表現を聞き、沖縄の高齢者の健康は、この表現に隠されているのではないかと、述べています。そして、「満

腹である」と「空腹ではない」との間には、大きな違いがあると指摘しています。※14 私事ですが、アメリカでの生活も20年となり、当初は驚いていた、いわゆるアメリカンサイズの、量のとても多い料理にも、いつしか慣れていってしまいました。今では、レストランに行って、巨大なハンバーガーを完食してしまうことが多々あります。恥ずかしながら、この「腹八分」をすっかり忘れ、いつも「満腹」な状態になっています。「腹八分」をモットーに、余分なカロリーを避けて、食べ過ぎないようにすることが、認知症の危険因子の一つである肥満予防と、理想的なBMIを保つことに繋がります。

認知面の低下を防ぎ、健康で長生きするためには、動物に由来する食べ物中心から、植物由来の食べ物を中心とした「腹八分」の生活にするということも、大切ではないかと考えます。

こうして認知症予防と健康長寿の観点から見ても、日本の伝統的な植物由来の食べ物と魚を中心とした食習慣は、かなり理想的ではないかと思います。近年では、日本の発酵食品が、欧米でも健康食品として注目されつつあります。アメリカで暮らしていても、味噌、醤油、酢、それに納豆！にも不自由しない時代となりました。グリーン・ティー（緑茶）も、アメリカのスターバックスで飲める時代です。

また、和食という言葉は、Washokuとして世界で使われ始めています。世界から注目を浴びているにも関わらず、本家本元の日本人が和食を無視する訳にはいきませんね。ここで今一度、私たちの食生活を見直す必要があるかもしれません。もし親御さんと別居なら、彼らが毎日何を食べているか、自分たちの献立と比べてみるのはどうでしょうか。もしかすると、私たちの世代の食生活に、何が不足しているか、ヒントがあるかもしれません。また、親御さんに普段何を食べているのかを聞くことで、記憶力や健康状態も確認できます。

そして、ぜひ加えていただきたいのは、なるべく皆さんで、一緒に食事をするということです。もし、一人暮らしの親御さんで、スマホやパソコンが使える状態であれば、たまにはビデオコールして一緒に食事をする、というのはどうでしょう。社会的な孤立が、高齢者にとっては、認知症の危険因子の一つです。皆で楽しくワイワイと賑やかに食事をするというのは、心身共に元気を与えてくれると思います。

・葉酸不足が招くアルツハイマー型認知症

２０２１年の春に報告された研究では、葉酸不足とアルツハイマー病との関係を挙げています。この研究は、これまでに世界中で発表された研究文献を、系統的に吟味してまとめたものです。これによると、アルツハイマー病と診断された人は、そうでない健常者に比べて、体内の葉酸レベルが低いということです。葉酸不足がアルツハイマー病になるリ

スクを高めるという可能性を挙げています。※15

さて、この葉酸ですが、これは食品に含まれる栄養素で、ビタミンB群に含まれます。私たちの身体を作るＤＮＡの合成と細胞分裂に必要であるといわれています。厚生労働省が決める「日本人の食事摂取基準（２０２０年版）」では、葉酸の推奨量は大人で１日に２４０㎍（マイクログラム）となっています。

通常の食事から摂る葉酸の過剰摂取は、あまり心配しなくても良いとしていますが、サプリメントから葉酸を摂取する場合は、過剰摂取に要注意です。65歳以上なら、１日９００㎍を上限としています。食品で見ると、ビールに欠かせない、日本人が大好きな（そして今やアメリカでもEdamameで通用する！）枝豆は、茹でた状態で１００ｇ中に２６０㎍の葉酸が含まれています。枝豆１００ｇというと、さや付きの枝豆が両手に乗るくらいかと思います。これだけで、１日に必要な葉酸が摂れるのです。

その他、茹でたほうれん草では、100g中に110μgの葉酸が含まれます。納豆にも、1パック（50g）中に60μg含まれています。アスパラガス、春菊、海苔、わかめ、緑茶、卵やレバー類などにも含まれます。こうして見ると、葉酸に関しては、私たち日本人がよく食する食品に含まれており、摂取量が少ないということは、あまり心配しなくても良さそうですね。バランス良い食事を心がけていれば、特別に葉酸のサプリメントは必要ない気がします。

・サプリメントは必要？

ここでサプリメントに関する研究を紹介します。これまでに報告された、ビタミン等のサプリメントの服用と認知面との関係に関する研究や治験の結果を総合的にまとめた研究によると、**40歳以上の健康な成人で**

は、ビタミン（A、B群、C、D、E）やミネラル（カルシウム、亜鉛、等）のサプリメントを飲んでも、認知面を保ち認知症を防ぐという一貫した結果は得られない、としています。※15

ちょっと昔になりますが、２０１２年のフランスの研究では、70歳以上の記憶力の低下を訴える高齢者を対象に、イチョウエキスを長期服用するグループと、そうでないプラセボ（偽薬）グループに分けたところ、どちらのグループも、後にアルツハイマーになるリスクは変わらなかったと報告しています。※17日本では、イチョウ葉を使った、記憶力向上をうたったサプリメントが沢山あるようですが、うーん、どうなのでしょうね…。サプリメントは、そもそも食事から十分に摂れない栄養素を補うのが目的です。一番理想的なのは、やはりサプリメントに頼らずに、また惑わされずに、なるべく実際の食生活から、必要な栄養素を摂るということではないでしょうか。それでも不足がちになる栄養素があれば、その時はサプリメントを考えるのが良いかと思います。サプリメントは、ものによっては、高額なこともあり、効果はもとより、その副作用についての研究も少ないように感じます。何のために飲むのか、ということを今一度考慮して、利用して下さい。

実践：簡単！　地中海料理

私の母は、私よりも断然健康的な食事をしていますので、帰国の度に母の手料理を食べ溜め⁉︎ています。恥ずかしながら、私は食べることは大好きですが、料理は上手くありません。でも、アメリカに戻ってからも、母がよく作る和食や、地中海料理を、自分なりに工夫して、なるべく献立に取り入れるように、心掛けています。

母には、教えられることはあっても、教えることは少ないのですが、油を使う料理をする時には、オリーブオイルを使用するように勧めています。親御さんと一緒に楽しくできるアクティビティとして、お互いに料理を作り合ったり、献立のアドバイスをし合ったりするのは、どうでしょう？　ここで、私もよく作る、親子で一緒にできる【簡単！　地中海料理レシピ】をご紹介します。

フライパンで焼くカリッとした地中海風サーモン

地中海料理には欠かせないサーモンですが、日本人もよく食べるお魚ですね。ここでは、面倒くさがりの私もフライパンだけで簡単にできる、皮がカリッとした地中海風サーモンの焼き方をご紹介します。

●材料

1. サーモンの切り身　人数分
2. オリーブオイル　少々
3. 自然塩　少々

4. 黒コショウ　少々
5. レモン汁　少々

●作り方

サーモンの切り身は、きれいに洗って、ペーパータオルでしっかり水分を取っておく。フライパンを強火で熱し始める。オリーブオイルをたっぷりフライパンに入れ、温める。その間に、サーモンに塩、コショウ、お好みで、ガーリック・パウダーを振りかける。オイルが熱し始めたら、火を弱め中火にして、直ぐに且つ慎重に（油が飛び散らないように！）サーモンの皮の面を下にして焼き始める。フライ返しでサーモンを優しく押す。およそ3、4分間、皮を下にしたまま焼く。フライ返しを入れてみて、自然に皮がフライパンから離れたら、反対の面を下にして、15秒程焼いて、出来上がり。食べる時に、レモン汁をかける。

塩・コショウをしたままサーモンを放置すると、サーモンの水分が抜けてしまうので注意して下さい。また、フライ返しを入れても、まだ皮がフライパンにくっついているようなら、無理に剥がさず、もう少し待ってみて下さい。無理に返すと、身がほぐれてしまいます。

これなら、和食の煮魚や焼き魚とはまた違った感覚で、サーモンが戴けそうですね。もちろん、塩コショウを少なめにして、できあがりにお醤油をちょっと垂らすという和風も、美味しいですよ。

超簡単！キュウリとトマトの地中海サラダ

こちらは、生野菜を使った、超簡単にできる地中海風のサラダです。

●材料

1. イングリッシュ・キューカンバー（なければ日本のキュウリ）
2. ローマ・トマト（なければ日本のトマト）
3. パセリ（代わりにミントの葉でも良い）
4. 自然塩　少々

●シンプル伝統的地中海ドレッシング

たっぷりのエクストラ・バージン・オリーブオイルに小さじ2程のレモン汁を加える。お好みで、レモン汁の量を調整。トルコの香辛料スマック（酸味のあるスパイス）を一振り加えるのも良い。

●作り方

キュウリとトマトは、好みの大きさのダイス切り（さいの目切り）にする。パセリは細かくみじん切りにしておく。ボールに全ての材料を入れて、塩と一緒に混ぜ冷蔵庫に、およそ5分ほど置く。その後、作ったシンプル・ドレッシングをかけて、ざっくり混ぜて出来上がり。

タンパク質を加えたい時は、地中海料理らしい、茹でたひよこ豆やフェタチーズ（羊と山羊の乳から作ったチーズ）、モッツァレラチーズ等を加えると、さらにヘルシーで栄養満点のサラダになります。また、シンプルな故に、素材の良い材料を選ぶというのが大切です。

あえて、イングリッシュ・キューカンバーやローマ・トマトなど、普段あまり使わない材料を使って、食感の違いなどを体験されるのも、面白いかと思います。これはぜひ、珍しい食材を求めて、お買い物からご一緒にされるのが、楽しいかもしれませんね。

ダンスが認知症を防ぐ！

・音楽って素晴らしい

音楽が脳にどんな効果を与えるか、現在いろいろ分かってきています。音楽は、脳の様々な部分を活性化するといわれています。大脳の表面にある聴覚野、視覚野、運動野、リズムやタイミングなどに関係する小脳、記憶を司る海馬、情動に関わる偏桃体などです。※18 私たちの脳は〝可塑性〟がある、つまり、経験や訓練、周りの状況に応じてその神経ネットワークを変化することが可能だといわれています。そして、音楽に触れることで、即時に、また長期的に、脳の構造や機能に変化をもたらすと考えます。このような理由から、脳内に新しいネットワークを作るという意味で、依存症、鬱病や自閉スペクトラム症に音楽療法が使われたりしています。[※19]

例えば、グループで歌をうたうという活動に関してですが、アメリカからこんな報告があります。参加者数（認知症の無い49人、87・8％が白人、平均年齢83・6歳）の少ない研究ですが、グループで呼吸法の練習をした後、新しい歌を習うという、75分間のレッスンを、週1回、12週間続けたところ、認知面と血液中の酸素の量（酸素飽和度）が向上したということです。認知面だけではなく、呼吸法の効果で、肺機能が改善する可能性もあると指摘しています。[※20]

もう一つ、2020年に報告された390人（平均年齢71・3歳、65％が有色人種）を対象とした合唱グループの研究では、開始6か月後に、参加者の孤独感が解消され、物事に対してもっと興味が出てきたという結果が出ました。面白いことに、この研究では、認知面と身体面に変化はみられなかった、ということです。※21

この二つの研究に違いが出たのは、参加者の数、人種、平均年齢の影響もあるかもしれません。いずれにしても、高齢者にとって、長期的にグループで歌をうたうということが、認知面にどんな効果があるのか、または無いのか、まだまだ研究が必要といえそうです。

しかし、仲間と楽しく歌うという活動が、気分を晴らしてくれるのは、簡単に想像できますね。コーラスや歌のグループに参加することは、認知面の低下を防ぐ可能性もあると共に、認知症の危険因子である鬱や社会的孤立を回避する、一つの策といえるのではないでしょうか。

また、これまでに報告された楽器演奏と認知面の向上に関する11の研究（50歳以上の参加者。プロの音楽家も含む）を、アメリカの研究者がまとめたところ、これら全ての研究で、楽器演奏の認知面に対する効果を報告しているそうです。※22全く何の楽器も弾けない私ですが、ちょっとピアノでも習ってみようかと思ったりする次第です。

ダンスはもっと素晴らしい

実は、私はダンスが大好きです。親友の一人にプロのダンサーがいます。中学校からの長い付き合いで、彼女が優雅に且つカッコ良く踊るのを観るうちに、その魅力の虜となりました。大学に入ってから、自分もジャズダンスを習い始め、下手の横好き、細く長く、現在も続けています。自分が習うことで、ダンスにも様々なジャンルがあり、いろいろなテクニックがあって、身体も使うし頭も使う、奥が深いもの、ということが分かり始めます。

また、私の経験からいうと、どのジャンルでも上手いといわれるダンサーは、身体能力だけでなく、音楽的才能（musicality）も高い、頭の切れる方々が多いように思います。私の親友が良い例です。彼女は幼い頃、歌の勉強もしていて、音感が凄い！　また、彼女のダンスの恩師も、何と、元シャンソン歌手です。

私がアメリカでジャズダンスを習った先生は、大学での専攻がピアノということでした。現在習っているバレエの先生は、6歳からバレエを習い始め、声楽を勉強し、ギターも弾きます。この身体的な能力と、音楽的な能力の共存は、単なる偶然かもしれませんが、もしかして、必然かもしれません。

よく考えてみれば、ダンスは音楽に合わせて動くもので、曲のリズムやテンポに振りを合わせられないと、多分ダンスとはいえなくなります。身体の柔軟性、飛んだり跳ねたり回ったりする筋力やバランス感覚はもちろんのこと、曲をよく聴いて、それにタイミングを合わせるという能力が必要です。しかも、振りを覚えなくてはなりません。視覚、聴覚も使います。もちろん、持って生まれた才能が左右するのは間違いないでしょうが、長年の訓練によって身体能力も音楽的な感性も研ぎ澄まされる、という部分は大きいはずです。

いつしか私は、「ダンサーは認知症になりにくいんじゃないか？」と思うようになりました。前述の通り、音楽は脳に効果的に作用します。有酸素運動が脳に良いということも、いろいろな研究で分かっています。また、人と繋がること、社交的に過ごすことが少ないと、認知症になりやすいといわれています。ということは、人と交わりながら、音楽を使って体を動かすことが、認知症予防に打ってつけ！ということになるかもしれません。ダンスのレッスンを受ける、というのが正にそうです。

２０１７年に報告された　２０１人の軽度認知障害のある高齢者（平均年齢76歳）を対象とした日本の研究によると、40週間にわたる、社交ダンス、打楽器演奏、そして、健康に関するクラス（転倒予防、口腔ケア、健康的な食生活、など）を3回受講する、という**3つの活動のうち、ダンスと楽器演奏の参加グループは、全般的に認知面が改善したということです。特にダンスを行った参加者は、短い話を覚えるという記憶力が改善したと**報告されています。[※23]

脳科学の研究者の中には、ダンスが「認知、身体、そして社交性の、3つの側面に関わる」ことから、認知症予防に効果があるのではと考える人も多いです。現在、アメリカのアルバート・アインシュタイン医科大学で、65歳以上の高齢者を対象に、社交ダンスのグループと、トレッドミル（ランニングマシン）のグループに分けて、その認知面に対する効果を比較する、小規模な実験的研究も行われています。[※24]

また、桜美林大学名誉教授である阿久根英昭氏によると、現代人は足の力が低下しており、それが転倒に関わっており、また足形は変化して、重心がかかと側にずれてきているそうです。阿久根氏は、元気に過ごすためには、足元の健康づくりが大切であると、おっしゃっています。※25

これを知った時に、私はまたまた「ダンスだ！」と思いました。ダンスはもちろん、身体全体を動かしますが、特に足の動きは重要です。

つま先を伸ばしたり、つま先立ちしたり、ターンをする時は片足になりますし、ジャンプをすれば着地をしっかりしないといけません。四六時中、足を動かしています。特にバレエでは、足の指の動きに注意を払います。ダンスによって足の力を養うことで、転倒防止に役立つ可能性は大ですね。

ズンバでもバレエでもジャズダンスでも社交ダンスでも、遅すぎることはありません。別にプロを目指す訳ではないのですから。いくつになっても、やろうと思った時こそが、最善の時です。皆と楽しく汗をかく活動として、もし興味があれば、ぜひぜひ、挑戦してみて下さい。

身体も脳も健康的に過ごすためには、ダンスで汗をかき、野菜たっぷりでお魚やオリーブオイルを上手く使った食事を摂って、7時間しっかりぐっすり寝る――という生活が、私のイチ押し、目指すべき理想の生活です。

親子で確認！　①睡眠　②食事　③運動

・サプリメントに頼らず、食事で必要な栄養素を摂ることを目指す
・たまには一緒に料理をしてみる
・離れて暮らしているなら、オンラインで一緒に食事をしてみる

ワンポイント・アドバイス
　作るのも、食べるのも、なるべく楽しい食事を心がけましょう。

③運動／親子で取り組みたい運動習慣

・1時間弱なら週に3〜4回、長めなら週に2〜3回、汗をかく運動をする
・寝る前の運動は避ける
・一緒に動画などを見ながら、あるいはオンラインで、ダンスや体操をしてみる

ワンポイントアドバイス
　自分一人ではなかなか習慣化しづらい食事や運動も、一緒に取り組むことで長く続けやすくなります。

家族で取り組む認知症予防ポイント

①睡眠／毎日、ぐっすり眠れているか？

【寝付けない、ぐっすり寝られない原因】

・アルコールやカフェインを摂り過ぎていないか？
・枕や布団が快適か？
・寝る間際までテレビやスマホなどの光の刺激がないか？
・寝室の温度は快適か？
・空腹、満腹な状態で寝ていないか？
・処方されいる薬の成分は？ 副作用は？

ワンポイント・アドバイス
　歳を取ればだれでも寝つきが悪くなったり、眠りが浅くなったりします。
　深刻にならずに、長く続けられるような提案、声掛けをしてみましょう。

②食事／認知症を予防する理想的な食事

・塩分控えめ
・野菜を中心に
・タンパク質は、なるべく魚、豆類、チーズなど
・油を使うならオリーブオイルにする

コラム 4

パーキンソン病と音楽そしてダンス

パーキンソン病は、アルツハイマーと同様に、脳の神経細胞の障害によって起こる病気です。症状としては、動作が緩慢になったり、筋肉が硬くなったり、こわばったり（筋固縮）、じっとしている時に身体が震えたり（安静時振戦）、バランスが崩れ易くなったり、認知面の低下が見られたりします。このため歩行に障害が見られることが多く、歩行訓練の一つとして、音楽・リズムを使うことがあります。リズム聴覚刺激（rhythmic auditory stimulation ：RAS）といって、決まった一連のリズム、またはそのリズムを持つ音楽に合わせて、歩行の練習をする訳です。リズム・音楽という耳から入る刺激が、足を踏み出すきっかけになるのです。[※1]パーキンソンの方だけではなく、脳卒中や頭部外傷で、歩行困難になった方々にも使われています。

また、米ニューヨークに拠点を構えるダンス・カンパニー、マーク・モリス・ダンス・グループ（Mark Morris Dance Group）が、Dance for PD®（パーキンソン病のためのダンス）という特別なダンスクラスを、世界中（25か国）で提供しています。[※2]

※1 Dancing and the Brain. Winter 2015. https://hms.harvard.edu/news-events/publicationsarchive/brain/dancing-brainより
※2 Dance for PD®、https://danceforparkinsons.orgより

コラム 5

高齢になってからの手術で、気をつけたいこと

人生100年の今、時には何らかの理由で、手術を避けられないこともありますが、手術を受けるリスクとして、手術後に患者さんの認知面が低下することがあります。

術後神経認知障害（PNDs）と呼ばれ、これには、術後のせん妄、急性の混乱状態、そして、術後認知機能障害（長期間にわたり認知機能と記憶に支障をきたした状態、POCDとも呼ばれる）が含まれます。

65歳以上の高齢者では、大腿骨骨折の手術において、約35％～65％がせん妄を経験するという研究報告もあります。※1 術後のせん妄は、入院期間を長びかせ、退院しても、身体機能、認知機能の低下、更には認知症に繋がる可能性があります。※2 また、このような術後神経認知障害のリスクとなる要因に、年齢以外にも、認知機能が既に低下している、手術の侵襲性（麻酔を含め手術によって身体にかかる負担、影響）、手術の緊急性、手術の持続時間、そして術後にICUに入るかどうか、などを挙げています。※2 手術前の準備も術後の回復にも、本人、家族、医療チームが、コミュニケーションを欠かさないことが大切です。

※1　2011年、Rudolph, J. L.とMarcantonio, E. R.による研究
※2　2021年、Vacas, S. らによる報告

コラム 6

いくつになっても踊ってみましょう

ダンスの未経験者や中年以降の私たちでも楽しめるダンスクラスがあります。まずは、私の地元金沢で多くの観客を魅了し続けるアルス・ダンシング・メイツ。こちらには、ゆっくりと時間をかけたストレッチに筋トレ、最後にバレエのバーレッスンを加えた楽しい75分間のクラスがあります。長年にわたり多くのダンサーを指導した園田洋子氏が主宰で、プロとして数々の舞台で活躍する有季遙氏が丁寧に指導します。場所は、石川県金沢市幸町8-12 幸町ハイム2F　電話076-262-3365

もう一つは、東京にあるSSAC楽しいダンス部での70代を中心にした90分の「のびのびストレッチ」クラスです。ストレッチやバランスボールを使った身体作りの後に、簡単なステップと手振りを加えたダンスを学びます。お茶大で舞踊を学び多くの舞台も経験する中川聖子氏が主宰し、楽しく指導。参加者は舞台で表現する機会もあるそうです。

場所は、東京都渋谷区道玄坂1-19-11 B1 スタジオ・アラネージュ　メール dansubutanoshii@gmail.com

皆さんのお住まいの近くにも、自分に合ったダンスクラスがないか、ぜひ、探してみて下さい。

※1　2020年、Livingston, G.らによる研究
※2　2021年、Sabia, S.らによる研究
※3　2018年、Ohara, T.らによる研究
※4　2021年、Svensson, T. らによる研究
※5　2019年、ハーバード大学医学部特別レポート "Improving Sleep: A guide to a good night's rest"「睡眠の改善」より
※6　2015年、Jessen, N. A. らによる研究より
※7　参考：①2019年、ハーバード大学医学部特別レポート "Improving Sleep: A guide to a good night's rest"「睡眠の改善」②Center for Disease Control and Prevention（アメリカ疾病予防管理センター）Tips for better sleep　https://www.cdc.gov/sleep/about_sleep/sleep_hygiene.html③American Sleep Association（アメリカ睡眠協会）Sleep hygiene tips https://www.sleepassociation.org/about-sleep/sleep-hygiene-tips/
※8　2015年、Institute of Medicine "Cognitive aging:　progress in understanding and opportunity for action（認知の老化）"より
※9　2018年、厚生労働省「高齢者の医薬品適正使用の指針　総論編」より
※10　2021年、Ballarini, T.らによる研究
※11　Mayo Clinic Healthy Life Style. https://www.mayoclinic.org/healthy-lifestyle/nutrition-and-healthy-eating/in-depth/dash-diet/art-20048456
※12　Blue Zones®　https://www.bluezones.com/about/history/
※13　Blue Zones®　https://www.bluezones.com/exploration/okinawa-japan/
※14　Blue Zones®　https://www.bluezones.com/2017/12/hara-hachi-bu-enjoy-food-and-lose-weight-with-this-simple-phrase/
※15　2021年、Zhang, X.らによる研究より
※16　2018年、Rutjes, A. W. S.らによる研究より
※17　2012年、Vellas, B. らによる研究より
※18　2005年、Koelsch, S.とSiebel, W.A.の研究より
※19　2018年、Sharma, S, R. と Silbersweig, D.による研究より
※20　2018年、Fu, M.C. らによる研究
※21　2020年、Johnson, J.K.らによる研究

※22　2018年、Schneider, C. E. らによる研究
※23　2017年, Doi, T.らの研究による
※24　2020年、Blumen, H. らによる研究
※25　2021年12月10日　日本経済新聞「超高齢社会の課題を解決する国際会議」より

第四章　認知症との付き合い方

私がこの本を通じて、一番お伝えしたかったメッセージは**「自分たちの健康管理、生活習慣の改善次第で、認知症を予防し、その発症を遅らせることができる可能性が、大いにある」**ということです。

そして、**癌やその他の進行性の病気と同様に、認知症を早期発見できれば、まだまだその先も、ご本人にとっての「質の高い生活」を続けることができる**、ということです。ですから、もしも、あなたの大切な方が認知症と診断された場合、まだまだ初期の段階であることを願っています。

初期段階であれば、これまでにお話しした「12の危険因子」の中の、その年代ごとの因子に注意を払い、かつ睡眠や食事などの生活習慣を見直すことによって、進行を遅らせることは夢ではないのです。

しかし、既に認知症が進行した状態では、それはとても難しくなってしまいます。

では、認知症と診断された方々にとって最適な社会環境を作っていくには、私たちはまず、何をどうしていくべきなのでしょうか？

この最後の章では、社会の一員として、私たちがどのような態度と心構えで、認知症を受け止めていくべきか、私の思い描く理想像を中心にお話ししたいと思います。そして、認知症の方を取り巻く周りの人たちが、介護者としての役割を担う家族が、どういった考え方で認知症と付き合っていったら良いかということも、少し触れさせていただければと思っています。その前に、「認知症って一体何？」ということから、まずは復習してみましょう。

図４　認知症は病名ではない

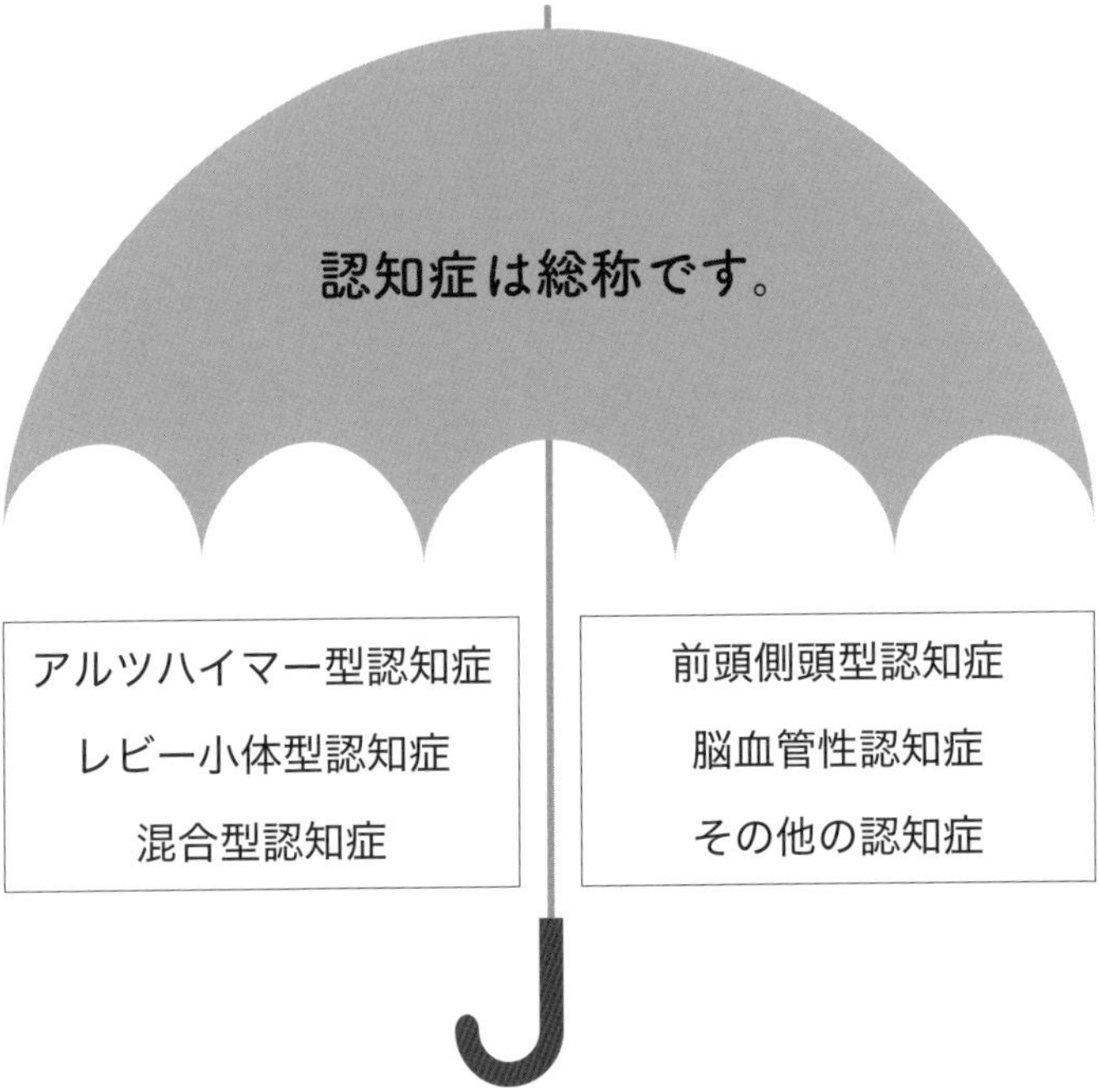

認知症は総称です。
アルツハイマー型認知症
レビー小体型認知症
混合型認知症
前頭側頭型認知症
脳血管性認知症
その他の認知症

認知症とは

右頁の図4は、認知症を理解するためのイメージです。認知症という大きな傘の下に、認知症の原因となる病気によって、それぞれ種類があります。認知症は特定の病名ではないということを覚えておいて下さい。

では次に、最も一般的な種類について見ていきましょう。

アルツハイマー型認知症（アルツハイマー病）

脳にアミロイドベータとタウというタンパク質が蓄積して、神経細胞にダメージを与えます。記憶、抽象的思考、行動、判断力、気分やムードに変化が見られます。初期の段階では、直近の会話や出来事を思い出せなかったり、無気力になったり、欝気味になったりします。最終的には、身体面にも影響を及ぼします。アルツハイマー型認知症は、認知症の中で、最も多い認知症です。

脳血管性認知症

脳への血流不足、脳梗塞や脳出血が原因となります。梗塞や出血が小さくても、再発を繰り返すことによって認知症になる可能性もあります。脳梗塞や出血の場所、回数、そして大きさによって、その方にどんな症状が出るかが決まります。その他、心臓発作や、動脈硬化症なども要因となります。この型の認知症は、脳梗塞や脳出血を予防することで、認知症の進行を抑えることができます。思考力がゆっくりになり、物事の決断や計画ができなくなるといった症状が、初期の段階で見られます。感情表現が無くなっていったり、歩行障害や言語障害をしばしば伴います。

レビー小体型認知症

脳にアルファ・シヌクレインというタンパク質が沈着し、これが脳の皮質に及ぶと、この型の認知症が起こります。そして、この沈着したタンパク質の塊を、レビー小体と呼びます。この認知症は、アルツハイマー型の認知障害と、パーキンソン病の運動技能の低下（動作が緩慢、小刻み歩行）を組み合わせたような症状が見られます。そして特徴として、幻視（存在しないものや人物が見える）や、視空間認知に問題が起こり、見えている物が何であるかを解釈することが難しくなります。他に睡眠中の異常行動（大声を出したり、身体を動かしたりする）や夜間の睡眠障害が見られることも多いのが、特徴です。これらの症状は、時間や日によって劇的に変動することがあります。

実は、私の夫ジョンの父親も、私の父親も、晩年にレビー小体型認知症となりました。２人とも、幻視が症状としてありました。夫の父は、よく小人を見ると言っていましたが、それほど気にしていないようでした。うちの父の場合、部屋に子供がいると言っていたのを、思い出します。父は時々怪訝な顔をして、その子供に「あっちへ行ってくれ」と言っていました。夫の父も私の父も、同じ型の認知症になるなんて、ご縁を感じざるを得ません！

前頭側頭型認知症

まれに起こる前頭側頭型認知症は、脳の前部と側部の神経細胞に影響し、結果的にその部分が萎縮してしまいます。65歳以上の方にも起こりますが、65歳未満の若い方々に発症することが多い型です。初期の段階では、人格や行動、そして言語に変化が見られます。自分勝手な行動をとったり、しゃべれなくなったり、言葉の意味がわからなくなる、などがあります。しかし、初期段階では、アルツハイマー型認知症と違い、記憶が正常なことが多いのも特徴です。

私が勤めていたアルツハイマーの入所施設に、トムさんという65歳の前頭側頭型認知症と診断された男性がおられました。このタイプの認知症は、記憶障害があまり見られないことが多いので、トムさんは私の顔と名前をしっかり覚えていました。他の入所者の方々は毎回「あなた誰？」という感じでしたが、トムさんは会えば必ず「久美、元気？」と挨拶してくれました。しかし前頭側頭型認知症に特徴的に見られる、判断力に欠ける、突拍子もない行動がありました。トムさんの場合は、時々、女性スタッフに突然抱きつくということでした。でも、誰にでも抱きつ いたわけではなく、面白いことに、トムさんの奥さんと風貌や身体つきが似ている介護士の方やスタッフに抱きついていたのでした。そして、奥さんと似てもにつかない私は、一度も抱きつかれませんでした。

混合型認知症

認知症の症状を呈する脳の変化が、二つ以上の原因から起きている場合を混合型と呼びます。現在は、様々な研究によって、この混合型認知症が非常に多いということが分かってきました。アルツハイマー型認知症は、脳血管性やレビー小体型との混合が多く見られ、また、加齢と共に混合型の発症率が高くなり、85歳以上に最も多いそうです。

（以上　参考文献※1より）

このように、認知症にはいろいろな種類があり、それぞれ、典型的な症状も見られます。しかし、これらの典型的な症状も、人によって、もちろん、違ってきます。その方の生きてきた環境、長年継続されてきた職業や生活習慣、脳のどこに病巣があるか、などによって症状の出方は違います。１００人なら１００通りの認知症があるのです。そして、今後、認知症と共にどのように生活していくかによって、進行していく速度も、人によって様々となります。

認知症を負でなく正で受け止める

私の夫のすぐ上の兄ですが、ロサンジェルスの大きなリハビリ専門病院で、長年医師をしています。彼の専門は脊髄損傷です。彼曰く、「医療従事者を含めて私たちは、障害を持つということに対して思い込みや偏見を持っている」、「障害を持つことで、その人が幸せではないとか、生活の質（ＱＯＬ）が劣っていると、勝手に思いがちである」と。これは、何年か前に、彼が参加した医療セミナーでの話です。

ある小児科医が、実際の患者さんで、５歳の女の子が交通事故に遭い、首から下が麻痺し、人工呼吸器に頼らなければいけない状態になった、という話をしました。そして参加者に「この女の子は、事故の現場で亡くなった方が良かったのではないかと思う人は、手を挙げて下さい」と尋ねたそうです。するとなんと30人の医師のうち25人が手を挙げたということです。

しかし、何十年もリハビリ医をしている義兄は、手を挙げませんでした。5歳の女の子から想像するのは難しいかもしれませんが、彼は55歳の同じような状況に陥った女性を知っていたからです。

その方も首から下が麻痺し、人工呼吸器を付けていました。義兄の勤める病院で、一生懸命リハビリに励み、その後彼女は経営学修士号を取得し、自分でビジネスを起こし、また口にスティックをくわえて絵画も描き、遂には人工呼吸器も卒業してしまいました。スカイダイビングにも挑戦し、現在も元気に、人生を謳歌されているということです。

義兄は、「障害があっても、その人にどんな可能性があるのかは分からない」、と言います。「障害イコール負の人生というのは、私たちの勝手な憶測、そして、驕りではないか」、と言うのです。

私は、多くの方々が認知症に対しても、同じように感じられているのではないかと思います。もちろん、認知症は癌などと同様に進行性ですので、認知症と診断されれば、悲観的になってしまうのも、もっともなことだと思います。

しかし、認知症を持つ方は幸せではないとか、その方の生活の質が落ちるとは限りません。そして、認知症が進行して、例えば、家族の顔を忘れたとしても、その方の幸せは、他の人と等しく平等に、大切なことなのです。だからこそ、まずは私たち自身の先入観を取り除き、認知症、ひいては障害に対する考え方や態度を、負から正に変えていくことが先決ではないでしょうか。

もちろん、社会的な取り組み、例えば、用語や表記を変えるというのも、大切なことです。覚えている方も多いかと思いますが、その昔「認知症」は「痴呆」と表現されていました。この用語変更は、２００４年に行われました。また、最近では、人を表すときに「障害者」から「障がい者」と表記する地方自治体も、多くなりました。

英語では、障害を持つ人びと（people with disabilities）を、チャレンジ（挑戦・課題）を持つ人びと（people with physical/mental/emotional challenges）と表現することがあります。また、認知症を持つ方は、認知症と共に生きる人（a person living with dementia）という風に、英語では表記する場合が多いです。

このような、否定的なイメージを払拭するための動きは、歓迎すべきものです。そして、**最も大切なことは、私たち一人ひとりの意識や態度を変えるということではないでしょうか。**私たちの考え方が変わらない限り、社会はいつまで経っても、障がい者や認知症を持つ方々と、そのご家族にとって、住み難いものとなるでしょう。

認知症を個性ととらえる

何度も繰り返すようですが、認知症は早期発見が、非常に重要なポイントとなります。生活習慣を改善することによって、進行を遅らせることが可能です。早期発見は、認知症と向き合いながらも、いろいろな「可能性」を広げていけます。ですから、**私たちがまず変えていかなければならないのは、私たちが認知症に抱くイメージです。**

これまでの「進行してしまった状態の認知症」から「まだまだ、いろいろなことが沢山できる、可能性のある初期の認知症」というイメージに、スイッチを切り替える必要があるのではないでしょうか。この「進行してしまった状態の認知症」のイメージにつきまとう怖さは、誰しもが感じることだと思います。ましてやご本人、ご家族の思いはいかばかりかと思います。だからこそ、この怖さが、日々の生活を占拠しないように、心がこの恐怖で潰れないように、私たち皆の意識改革が必要だと思うのです。私たち一人ひとりが、認知症といえば、この後者の「まだまだ可能性のある初期の認知症」という風にイメージできるようになれば、老若男女、認知症の人もそうでない人も、一緒に寄り添い、元気で安心して暮らせる社会像により近づけるのではないでしょうか。

人は誰も平等に歳をとります。ましてや超高齢社会の日本では、隣の方は皆、高齢者となるわけです。歳をとるということが、全く人ごとではないように、認知症になるということも、人ごとではありません。前の章でもお話ししたように、歳をとればとるほど、認知症になる確率も高くなります。ということは、実は認知症は加齢現象の一つなのでは、という考え方もあるかもしれません。もちろん、認知症は普通の加齢現象とは異なる病気であるというのが、医学的見地でありますが、普通の状態と普通でない状態、ノーマルとアブノーマル、という風に区別してしまうと、どうしてもそこから差別が生まれてしまうと思うのです。普通でないというのは、一体誰の何を「普通」の基準として、考えるのでしょうか？　私はそれなら、ちょっと飛躍し過ぎだとお叱りを受けるかもしれませんが、私たちの心持ちとして、**認知症はその人その人の個性と考えるくらいが、理想的なのではないか**と思います。私の父は歳とともに、たまたま認知症になり、私の母はたまたま92歳にしても認知症になる様子が無い…それも個性、あれも個性。そんな風に考えられるようになると、歳をとるということに対して、歳をとったら認知症になるかもしれないという心配に対して、随分と気持ちが楽になるのではないかと思う今日この頃です。

私は、これまでに参加したセミナーや国際会議などで、実際に認知症をお持ちの方が講演をされるという機会に、何度か恵まれたことがあります。ご本人からのとても貴重な経験談を伺うことができ、非常に参考になりました。認知症の当事者として、いろいろな機会を利用され講演されている方や、前述の元脳神経科医であるギブス氏のように、アルツハイマーの臨床試験に何度も参加され、医学に貢献されている方も、沢山いらっしゃるのです。

ご本人たちが望まれる生活を、長く続けていくことのできる、居心地の良い環境・社会を作るためには、まずは、**私たち自身が認知症に対して抱いている負のイメージを、払拭する努力が必要ではないか**と思います。認知症を負でなく正で受け止めて、肯定的（ポジティブ）に積極的（アグレッシブ）に取り組む態度に、切り替えていきましょう！

認知症介護とのお付き合い

・責任感が強くストイックな?! 日本人

私は博士課程の研究で、認知症の介護をトピックに選びました。8人の介護に携わった日本人女性に、インタビューをしました。そのうちの4人が、家族の介護をされた方で、残りの4人が、介護に専門的に関わった方々でした。日本人は、一体どういう思いを持って介護に携わっているのか、というのが私の研究の起点でした。このインタビューから、まず、家族の介護者に共通していたのは、役割につながる責任でした。※2 つまり、娘として、嫁として、または、妻として、介護をしなければならない、するのが当たり前、という考え方です。

さて、私の研究では、たまたま女性のみにインタビューをしましたが、日本では、多くの男性が介護に関わっているということも事実です。2018年に集められたデータを基に、日本、アメリカ、EU5か国（フランス、イギリス、ドイツ、イタリア、スペイン）を比較し、まとめられた研究によると、認知症の家族介護者の中で女性が占める割合は、日本が一番低い結果となりました。アメリカが61・5％で最も高く、次いでＥＵ５か国が56・4％、日本は51・9％でした。※3 つまり、ほぼ半分は男性介護者だということになります。これに関してこの研究者は、認知症になる女性の割合は男性より高いということが影響し、夫が認知症の妻の介護をするというパターンが増えているのではないか、と推測しています。また、介護者のうち65歳以上の方が占める割合は、圧倒的に日本が高く、36・8％を占め、次いでＥＵ５か国が19・9％、アメリカは15・4％でした。日本の「老老介護」の現状が、浮き彫りにされたように感じます。

・日本人ならではの介護

認知症の家族の介護といえば、大変なことがいろいろあります。しかし、私のインタビューした4人の女性は、何も見返りを期待せず、時として自分の介護の仕方を反省しながら、できなくなる日まで介護を続ける、ということを目標とされていました。介護自体の大変さより、介護される側の辛さや他の介護者の苦労に、常に共感する姿勢を見せていました。※2 改めて、日本人のストイックさや、他者を思いやる前向きな態度を痛感しました。

興味深いことに、先述の研究によると、介護による自身の健康状態の悪化、仕事に及ぼす悪影響、そして鬱や不安の症状がある、という項目も、日本の介護者が最も低い割合を示した、ということです。※3 介護に対する否定的な態度、また、介護が及ぼすマイナス影響が少ないといってもよいかもしれません。

この研究でも触れていますが、日本文化特有の家族制度、社会制度、親孝行という考え方、個人主義ではなく相互依存を中心にした生き方などが、介護というものに根深く影響していると考えられます。

私は、日本人の介護を考えた時、東北大震災が起こった時にアメリカで頻繁に報道された、日本人のイメージを思い出します。大災害に見舞われた中、淡々と支援物資やガソリン、水等の受け取りを、行儀良く順番待ちする姿です。アメリカなら暴動が起こっていたかもしれません。この日本人の辛抱強さ、ストイックさ、そして他者に対する思慮深さは、もしかして私たちのＤＮＡに刻まれているのかもと、思うほどです。

・介護者としての貴方へのメッセージ

辛抱強く、自分のことはさておき、ご家族を一番に優先する思いや態度で、家族の介護に取り組んでいる方が、日本中に沢山おられるのではないかと思います。

私が声を大にして、お伝えしたいのは**「どうか頑張り過ぎずに、頑張って下さい」**ということです。介護保険が使える状態なら、ケアマネージャーさんとよく相談し、介護保険を駆使して、必要なサービスを利用して下さい。24時間自分一人でというのは、大変なことです。他の人の助けやサービスに頼れるものなら、ぜひ頼りましょう。デイサービスの利用や、介護中のご家族を短期間だけ施設に託すショートステイなどが良い例ですね。しかし、今でも日本では、いわゆる世間体を気にされる方が、まだまだいるように感じます。そのために、デイサービスを提供してくれる施設等に認知症のご家族を通わせることを、躊躇される方もいるかと思います。ましてや施設に入れるなんて、と思っている方もいるでしょう。ここでも、ぜひ、負でなく正で受け止めて、肯定的に積極的にサービスを取り入れることが大切だと思います。

プロの介護者とは

もう20年も前の話ですが、私が作業療法士として働いていたデイケアの施設に80代の認知症の女性がいらっしゃいました。この施設では送迎もやっており、毎朝彼女をお迎えにご自宅まで行くのですが、なんとしても家を離れたくないと、彼女は子供のように駄々をこね暴れるのでした。最終的には無理やりに送迎バスに乗せて行く状態でした。ご本人がそれ程嫌がっているのに無理に連れて行くなんてひどい、と思われる方も多いかと思います。しかし、私たちがそれでも彼女を施設にお連れしたのは、施設に着くなり表情がパッと明るくなって、他の通所者の皆さんと楽しく一日を過ごされる、というのが日課だったからです。お別れの時は、また明日ねと笑顔で帰宅されました。来る時と帰る時では全く別人のようだったのです。もしも彼女が施設にいらしても帰りたい帰りたいと悲しそうに懇願されるようであれば、私たちも無理にお連れする事はなかったでしょう。

しかし、施設での楽しそうな彼女の笑顔を知っているからこそ、毎朝お互いに大変でしたが（苦笑）、お迎えに上がった次第です。ですから、どんなにご本人が嫌だと言われても、行ってみないとわからないものです。慣れた場所（自宅）を離れるという一時的な不安や恐れを克服すれば、全く違った楽しい経験になるかもしれません。デイケアに行ったら、ご本人が楽しそうに過ごされているのであれば、その決断を後悔する必要はありません。

因みに、彼女をご自宅に迎えに行く時は、玄関先にご家族の方が出て来ないようにお願いしてありました。ご家族がその場にいると、彼女は助けを求めて、ますます出掛けるのが大変になるからです。ご家族が我々スタッフを信頼して任せて下さったので、何とか毎回外出していただくことができました。介護職員を始めとするスタッフはその道のプロです。

大変なことは、プロに任せる！　プロで赤の他人だから、上手くいくことも多いのです。ですから、ご家族を通所施設に行かせているからといって、後ろめたく思う事は決してありません。

介護支援を利用しよう

介護者自身の健康管理は、とても重要です。介護をされる方が潰れてしまっては、元も子もありません。ストイックさや責任感は、時々ちょっと横に置いておいて、自分のことを一番に考える時も大切です。私がインタビューした方の中に、地域の認知症カフェで、同じ境遇の方と会って話をするのを、楽しみにしている方がいらっしゃいました。認知症カフェは、政府の認知症戦略「新オレンジプラン」によって推進され、全国の市町村に約７０００ケ所設置されています。※4 認知症の方とその家族が気軽に参加でき、地域住民と交わり、支援の場となることを目的としていています。興味のある方は、お近くの地域包括支援センターに、ぜひ、問い合わせて下さい。何といっても人との交流、特に同じ境遇の方、事情を良く理解できる方との交流は、精神的に大きな助けになると思います。

介護はなるべく交代で

私の父の場合、亡くなる前の3年間ほどは、長期の施設に入所していました。スタッフの方々に丁寧な介護を受けておりましたが、それでも私の母は、妻として毎日のように施設に通い、父にお昼を食べさせ、夕方自宅に帰るという日々を続けていました。実際の細かい介護をする事はなくても、すでに80代に入っていた母が、近い距離ではありましたが、毎日のように施設に通うのは、簡単なことではなかったように思います。お陰さまで、近くに住む親戚が、また、兄嫁が時々帰省して、母と交代することで、母は細く長く、父の顔を見に行くことを、続けることができたと思います。

私は、父がだんだんと虚弱になっていく過程の中で、母をサポートするために、3、4ヶ月に一回の割合で日本に帰国していました。

もしも家族、親戚の中で、サポートできる人がいれば、介護の交代をお願いしてみて下さい。**介護疲れが深刻にならないように、事前に計画しておく事は重要です。特に、ご家族の認知症が進行した場合、ご自分が介護をして行く上で、どのくらいのサポートが必要になってくるか、それを知るというのは大事です。**どのくらいでお休みが必要か、それが週に一回なのか、月に一回なのかは、その方次第です。それに合わせて日程を組んで、他の人に介護を交代してもらって下さい。そしてその時は、ご自分の好きなことをぜひ満喫して下さいね。お友達と出かけたり、映画を観たり、マッサージに行ったり…。自分へのご褒美はとても大切です。

認知症の介護は、たやすいことではありません。心と身体に負担なく、介護を続けていくためには、休息は絶対に必要です。そして、自分にお休みの許可を与えられるのは、自分だけなのです。気がとがめることはありません。介護をお休みしたからといって、貴方にとやかく言う筋合いのある人はいない！ということを覚えておいて下さい。

パーソン・センタード・ケアって？

パーソン・センタード・ケア（person centered care）という言葉をご存じでしょうか。これは、「当事者を中心に考えるケア」、という意味です。

認知症におけるこのパーソン・センタード・ケアに多大な貢献をされ

た第一人者が、トム・キットウッド（Tom Kitwood）氏です。彼は認知症を持つ方のパーソンフッド（個性を備えた人であるということ）に関して、他者との関係性を指摘しています。※5

簡単に言ってしまえば、**認知症を持つ方も、他の人との関わり合いが、非常に大切であるということです。**認知症を持つ方も持たない方と同様に、それぞれに個性を備えた人間であるということに加え、**他者と触れ合うことによって、長くその個性、人間性が保たれる、**ということです。

介護は寄り添う

例えば、認知症の進行が進み、家族の顔がわからなくなったとしても、人との関わりは、認知症介護の大切なポイントです。私が勤務していた入所施設でよく目撃したのは、全く話の噛み合っていない、お年寄り同士が、ニコニコと会話を続ける姿です。時には、言語の違う二人（例えば、中国語を話すおじいちゃんと英語を話すおばあちゃん）で、なんとなく会話が成り立ち、楽しそうにしていることも沢山ありました。

要は、人とのふれあいなのですね。私が博士論文のためにお話しした、認知症介護を専門とする方々の中には**「介護は寄り添う」**という表現を使われる方が、何人かいらっしゃいました。※2まさに、その通り！寄り添うというのが、介護者と介護される側の関係を適切に表す表現ではないでしょうか。

寄り添うというのは、一方通行ではなく、両者が歩み寄らねば、寄り添う事はできません。認知症の介護は、一方通行であってはならないのです。

認知症の介護は大変な仕事です。しかし、介護する側も、この寄り添うということから、きっと何かプラスとなるものが得られるのでは、と感じます。

認知面が低下しているからといって、その方に悲しんだり喜んだりするという感情が無いわけでは、決してありません。その方の感情の表出が、介護にとっての鍵となることが多々あります。そして、認知症を持つ方の笑顔や笑い声が多ければ、介護する側も、ついつい笑顔になりますよね。如何に寄り添い合い、お互いに笑顔の多い介護にするかが、決め手ではないかと感じます。

認知症行動にも理由がある

ちょっと昔になりますが、こんな欧米での研究があります。ご本人の立場から認知症の経験を語る報告を集めて分析したところ、**認知症の方も、それぞれが自分なりに、いろいろな対処法で、認知症から生じる問題と向き合おうとしている、**ということが分かりました。※6

不安を否定するために「認知症だっていっても、全然大丈夫です」と

軽くあしらう、失敗を恐れて今までやってきたことをやらなくなってしまう、また、人の助けを借りなくて済むように、逆に今までやってきたことにばかり固執する、などの様々な行動が挙げられます。

このように、時として、妙な感じがしたり、不適切に思える認知症の方の行動は、実はその人なりの対処の仕方だったりするのかもしれない、ということです。

行動の裏には理由があるのです。「認知症のせいで変な行動をとる」という風に片づけないで**「何でそんなことをするのかな？」と理由を考えてみる、つまりその行動に興味を持ってみるというのも、私は、寄り添い合うことの一つだと**思います。

私が勤務していた施設にマイケルさんという黒人男性が入所しておられました。歳の頃なら70代の後半で、かなり進行したアルツハイマーと診断されていました。このマイケルさん、食事の時以外は、皆の集まるラウンジで何をするともなく、必ず後ろの方で立っているか座っているか、もしくはドアの横でずっと立って、他の皆さんを見ているのです。グループ活動で、私がマイケルさんを前方にある椅子に座るように促しても「オー、ノーノー！」と言って、いつものポジションに戻って行きます。

私は正直「駄目だこりゃ！」とも思いましたが、もう少しマイケルさんのことを知りたくて、彼の分厚い看護記録を読むことにしました。看護記録には、マイケルさんの入所前の生活歴も記録されていたからです。そして、マイケルさんの謎の行動の理由が分かったのです。マイケルさんは、何十年もの間、ある会社の警備員をされていたのでした。だから全体が見渡せる部屋の後方か、ドアの横にポジションを取り、いつも私たちの警備をして下さっていたのです。

それが分かって以来、私は、念のためドアの横にも椅子を置いて、マイケルさんが疲れたら座れるようにしました。そして、マイケルさんには、彼が警備員として働いているかのように、必ず「いつもお疲れ様です」と声をかけるようにしました。そんな時、青年のように照れくさそうに笑うマイケルさんの顔が、今でも心に残っています。

施設選びのヒント　①立地　②方針　③食事　④スタッフ　⑤相談

ここでは、もしもご家族の方を施設にお願いすることになった時、どういうポイントで、認知症の施設を選ぶのが良いかということをお話しします。

日本では、認知症に対応できる施設として、グループホーム、特別養護老人ホームや有料の老人ホームがあります。

①立地条件

まずは、施設の立地条件、場所を考えることが、優先順位になるかと思います。ご自宅の近くが良いのか、その方が生まれ育った地域が良いか、また、大きな病院が近くにあるところが良いのかなどは、重要な条件です。

②施設の方針

次に、施設の中身を考えた時、決まったスケジュール（食事の時間、アクティビティの時間、面会時間、お風呂の時間、消灯時間など）があり、規則正しく毎日の生活を送ることのできる施設であることも重要です。

また、いろいろなグループ活動（レクリエーション）があり、更に、グループ活動はちょっと苦手というプライベートな方へも、個人的に楽しめる活動を提供してくれるかどうかも、ポイントです。

③食事

そして、美味しくて栄養バランスの取れた食事を出してくれる施設かどうかも重要です。食に関して意識が高い日本の場合、食事に関してはあまり問題にはならないかもしれませんが、私の勤務したアメリカの施設では、しばしば問題が発生しました。私が勤めた施設では、いわゆる西洋の食事がメインで、メニューも2週間サイクルで同じものが出る、というパターンでした。正直なところ、2週間サイクルのメニューでは、かなり飽きてしまいます。一人、日系アメリカ人のおばあちゃんがいらしたのですが、日本食が出る訳でも無いので、施設の食事が合わず、みるみるうちに痩せていかれました。他にも問題が生じて、結局その方は、アジア系の入所者の多い他の施設へ、移動されてしまいました。

また、例えば糖尿病のある方は、それなりの食事療法（砂糖を使わない、カロリー計算してくれる、など）が必要でしょうし、咀嚼や嚥下に問題のある方には、細かく刻んだり、とろみを付けた食事が、必要になってきます。このような個人のニーズに対応してくれるかは、施設によって異なるかと思いますが、どんな状況でも、食事はとても大切です。

④スタッフ

次に、施設で働く方の、人員配置がどうなっているのかも、大切なポイントです。施設の人員配置基準というのは、施設の種類によって違いますので、事前に調べ、その施設ではシフト毎に何人が働いているのか、確認されるのが良いでしょう。特に、夜勤時のスタッフ数を少なくしている施設があるかもしれません。その人数でどのように切り盛りしているのかが、注意のポイントです。

施設のスタッフの皆さんが、楽しそうに働いているかどうかも、ちょっと観察してみる必要があります。スタッフの皆さんが楽しそうというのは、大切なバロメーターです。そこで働く人たちが落ち込んだ雰囲気なら、その施設はきっと良い施設では無いでしょう。そしてもちろん、そこに入所していらっしゃる方々が、楽しそうであるかどうかが、とても大切なポイントになります。

⑤相談

最後になりますが、もしも入所する場合には一体どんな施設に行きたいかということを、ご本人とご家族で、事前に、ご本人がはっきり意見を言える状態の時に、相談しておくことが、一番理想的だと考えます。そして、いざ入所を考える時が来たら、ケアマネジャーの方を通していろいろ情報を集め、ご本人もご家族も一緒に、施設の体験・見学をされるのが良いかと思います。

では、簡単にまとめると…

1. 施設の立地条件が、自分たちのニーズに合っている。
2. 規則正しいスケジュールがある。
3. レクリエーション（個人・グループ活動）が豊富である。
4. 食事のメニューが充実していて、美味しい。
5. 個人的なニーズ（趣味、持病の管理、食事制限など）に合わせた対応をしてくれる。
6. 充分な人材が働いている。
7. そこで働く人たちが楽しそうである。
8. そこに入所している人たちが楽しそうである。

日本とアメリカの違い

アメリカと日本の両方の病院・施設で働いた経験から私が感じるのは、日本の病院・施設で働くスタッフの皆さんが、チームワークを基本として臨機応変に働いているのではないか、ということです。これは、私が博士論文でインタビューをした、日本とアメリカの両方で働いた経験のある日本人の方々も、同じ意見のようでした。

アメリカは分業介護

例えば、アメリカの病棟でナースコールが点滅したとします。もし、そのお部屋の担当者が忙しくて直ぐに対応できない場合でも、担当ではない看護や介護の職員が代わりに対応するという事はなかなかありません。ですから、担当者が対応できるまで、ナースコールが延々と点滅することもあります。

一般的にいうと、看護師と看護助手や介護職員の仕事もはっきり分かれていますので、看護師が患者さんのベッドのシーツを交換するというのも、あまりありません。それは看護助手や介護職員の仕事になるからです。

施設の介護職員が自分の担当ではない入所者のお世話をするというのも、あまり無いことです。分業が行き渡り、自分の守備範囲でないことには関知しない、といった感じです。これは責任問題という事に発展する可能性があるからです。何といっても訴訟の国ですから、何かあった場合に誰が責任を取るのか、という事ですね。はっきりと仕事が分担され、分かり易いという風にもいえるでしょうか。

日本の介護はチームワーク

こんな話があります。アメリカの入所施設で、車いすの老人が、廊下の手すりに掴まって車いすから立ち上がり、何歩か歩いたところ、それ以上動くことができなくなり、車椅子にも戻れず、にっちもさっちもいかなくなっていました。通り掛かったお掃除のスタッフがその人を助けようとしたところ、施設の介護職員が「あなたの仕事ではない」と言って、そのスタッフを制したというのです。

日本だったら、職種に関係無く、誰でも飛んで行って助けそうなものですが…。もちろん、アメリカには、親切で仕事のできる病院・施設のスタッフが沢山いらっしゃいます。唯、システムが違うということです。そして、日本人としては、患者さん、入所者の皆さんのことを考えた場合、やはり違和感を感じざるを得ないというのも正直なところです。特に、個人主義が根本で、いろいろな人種・文化の人々が混ざって働くアメリカという環境では、この看護・介護の仕事に必要だと思われる臨機応変さやチームワークは、生み出し難いかもしれません。そして逆に、他の人に対する考慮や繊細さを重視し、集団での行動に慣れている日本人は、病院や介護施設で特にチームとして上手く機能できるのではないかと思います。老人虐待等の悲しい事件は、日本でもアメリカでもありますが、それは極端な例として、一般的に日本の病院・施設は、ケアの面ではかなり水準が高いと、私は考えています。

非薬物療法が進むアメリカ

一方、アメリカが優れていると思うのは、認知症を始めとするいろいろな分野の病院や施設で、既に、音楽、表現アーツ、演劇、ダンスなどを取り入れたセラピーを行っているという点です。いわゆる非薬物療法です。しかも、この分野の専門家になりたい人のために、大学（院）のレベルで、しっかりとしたプログラムが確立しています。日本でもこの先、どんどんこのようなプログラムが大学で設立され、その療法が病院や施設で広く活用されることになっていくのではないかと、期待しています。

実は私、歳をとったら帰国して、自立生活が難しくなったら日本の施設に入所したいなぁと、主人には内緒（!?）で考える、今日この頃です。

私が勤務していたアメリカの施設にて

ここではちょっと、私の経験談をお話しいたします。私はアメリカのアルツハイマー入所施設で、表現アーツ、音楽、演劇、ダンス・ムーブメントなどを使って、セラピストとして働いていました。勤務した約10年の間に、こんなこともありました。

歌で繋がる

私の勤務していたアルツハイマー入所施設は、当時とても需要があり、入所希望者の長い順番待ちリストがありました。ある時、残念ながら入所者の一人が亡くなり、2、3日の内に、そのリストの一番上の方が入って来ました。

施設にとっては比較的若い、60代半ばの白人女性ケイトさんです。彼女が入所して家族の方が帰って行った後1時間もしない内に、施設のスタッフから「クミ、助けて！」のSOSコールが入ってきました。新しい入所者の名前がケイトで、アルツハイマー型認知症がかなり進行しているという情報だけ入手して、私は飛んで行きました。施設に着いて真っ先に、女性の大きな叫び声が耳に入ってきました。「アー」という大きな金切り声が延々と続く中、廊下でその声の主を発見しました。新入所者のケイトさんです。彼女は、廊下に立ったまま、ひたすら叫んでいるだけでした。

認知症の方が新しい施設に入って来た場合、その環境に慣れるまでかなりの時間を要します。アルツハイマーは、時、場所、場合によっては人に対する見当識が薄れていく訳ですから、今まで見たことも行った事も無い場所に突然連れて行かれたケイトさんには、尚更、怖かったことではないかと思います。その様な状況にいる方に、私が心掛けているアプローチは、まず第一に、優しく「ここはとても楽しくて安全な場所です」と繰り返し声を掛けて、少しでも安心してもらうという事です。

私は、ゆっくりと笑顔でケイトさんに近づき、「私はクミと言います。初めまして。不安かもしれませんが、実はここはとても楽しくて安心できる所なんですよ」と伝えました。しかし、ケイトさんは叫び続けます。この時点で、他の入所者の方々が不穏になり始めました。それもそうです。近くで女性が金切り声を上げて止めない訳ですから。そこで私は、第二のアプローチに着手しました。

私は、これまた優しく且つしっかりと、片手でケイトさんの肩を抱きかかえ、もう片方の手で彼女の手を握り「立ったままもなんですから、お部屋に行って座りましょう」と、廊下から離れた部屋へと、ゆっくり彼女を促しました。〝スキンシップ〟というか、触れ合うことは、認知症の方々にとって、安心感を高めることにもなります。もちろん、私たちは初対面ですから、慎重に行わなければなりません。それでもケイトさんは抵抗もせずに、私と一緒に部屋に向かって移動してくれました。但し、金切り声は止まる様子がありません。しかも、ふと振り返ると、別の入所者の女性、アンジェラさんが私たちと一緒について来ます。アンジェラさんは80代前半で、アルツハイマー型認知症と診断されている白人女性です。私がアンジェラさんに向かって「私たちは大丈夫だからついて来なくても良いよ」と言うと、アンジェラさんからは「ううん、一緒について行く」と返事がきました。内心、私は「ケイトさんとアンジェラさんの二人の面倒は見られない！　これはどうしたものか…」と思いましたが、アンジェラさんは、普段からとても穏やかな方です。「まあ、いっか」と、それ以上は何も言わず、それどころではないケイトさんと三人一緒に、部屋へ向かいました。

部屋に着いてまずは、叫び続けるケイトさんを椅子に座らせて、アンジェラさんには向かい側に座ってもらい、私はケイトさんのすぐ横に座りました。それでも彼女の「アー」という金切り声が、部屋中に響き渡ります。この時点で焦る自分が一体何を考えていたのか、今では思い出せませんが、何を思ったのか私は突然「ユーアーマイサンシャイン」を歌い始めました。アンジェラさんももちろん歌い始めます。すると、何とケイトさん、叫ぶのを止めて、一緒に歌い始めました。「やった、成功した！」と、心の中で叫んだ私です。

しかし、この曲を歌い終わると、ケイトさんは再び叫び始めます。どうやら、歌をうたっている時だけは、叫ぶのを止めてくれるようです。この後小1時間、私は知っている限りの、英語の有名な古い歌をうたいまくりました。ケイトさん、歌っている間は楽しそうです。アンジェラさんも一緒に笑顔で歌っています。20曲ほど歌ったでしょうか？　もうこれ以上何も歌えない！　という状況で、私が「沢山歌って、声が嗄れてきました。ちょっと休憩しましょう」と言うと、ケイトさんが初めて言葉を発しました――「貴女って、音痴ね」。真顔でそう言うケイトさん。これには、アンジェラさんも私も、大笑いでした。

ケイトさんはすっかり落ち着いて、叫ぶことも無くなったので、私は彼女を、彼女の個室へ案内することにしました。アンジェラさんに、付き合ってくれたお礼を言うと、彼女は「いつも助けてもらっているから、何かお返しをしたかっただけよ」と笑顔で応えます。何としたことでしょう！　アンジェラさんの優しさにちょっと目が潤んだ私です。よくよく考えてみれば、アンジェラさんが一緒に歌ってくれたことで、私は1時間近くも歌い続けることができました。また、彼女の優しい存在が、ケイトさんを安心させたのかもしれません。

私は改めて、認知症の方々を支援しているつもりが、時として実は支えられているということに気づくのでした。その後もケイトさんは、時折、叫び声を上げることはありましたが、徐々に施設に慣れていかれました。彼女が話すことは稀でしたが、音楽の時間はお気に入りで、いつも楽しそうに歌をうたっていたのが印象的です。

歌をうたうことの可能性

認知症の方に限っていえば、いくつかの研究で、音楽の効果が示されています。認知症の方とその介護者のペアで、歌をうたう、音楽を聴く、という10週間にわたる二つの実験を行った結果、どちらの活動でも何もしなかったグループに比べて、**認知症の参加者の、遠隔エピソード記憶（昔起こった出来事の記憶）、注意力、一般的な認知機能などが改善**されました。また、特に歌をうたうことによって、参加者の短期記憶と**ワーキング・メモリー（作業記憶：情報を一時的に保持・処理する能力のこ**

と」が、改善されたと報告されています。※7

加えて私が思うのは、歌をうたうという行為は、他には特に何も必要としない場合が多く、自分で〝できる〟活動という点で、特に認知症の方々にとって、大切なのではないかと感じます。かなり進行したアルツハイマーで、言葉もあまり発せなくなったケイトさんが、それでも歌をうたうことを楽しめるのは、昔その曲をよく歌った、聞いたという経験から、その曲が長期記憶として脳に刻まれているからです。認知症が進行するにつれできることが少なくなる中で、歌をうたうという行為は、ワクワクするような楽しいことかもしれません。私たちが恐れる「忘れる」ということの象徴であるアルツハイマーですが、進行しても「覚えている」可能性が大きいことの一つが、「歌をうたう」ということです。

踊ることで笑顔になる

ドクター・チョウは元内科医で、80代前半の中国系アメリカ人です。アルツハイマー型認知症ということで、うちの施設に入所されてきました。患者さんを診ていた頃は英語も流暢に話されていましたが、認知症が進行するにつれ、イエス、ノー以外のその他のほとんどの会話は、生まれ育った広東語となりました。残念ながら施設には誰一人広東語を話すスタッフはいませんでしたが、それでもドクター・チョウはいつもニコニコと、グループ活動に参加されていました。

ドクター・チョウが最も好きな時間は、ダンス・パーティーです。ワルツ、スイング・ジャズ、ロックン・ロール…軽快な音楽が流れると、真っ先に立ち上がって踊り出すのでした。まだまだ足腰がしっかりされているので、私のダンス・パートナーとなって、リードしてくれることも頻繁にありました。ドクター・チョウが促すまま、私は彼の腕の下で身体をクルっと回し、さながら映画「Shall we ダンス？」のようです。私はターンのし過ぎで目が回り、他のスタッフに交代してもらったこともあります。

ダンス好きは、ドクター・チョウだけではありません。身体が動くほとんどの入所者の皆さんは、立ち上がってリズムに合わせて踊り出します。また、90代の黒人女性マリーさん、歩くことはできませんが、車椅子のまま、音楽に合わせて足の指を動かし、肩をゆすって、いつもノリノリです。私は、もしマリーさんが車椅子を必要としない状態なら、どんなにカッコ良く踊るのだろう、と想像したものです。

音楽と共にダンスは、言葉の壁や認知症の壁を越えて、多くの入所者の皆さんを笑顔にしました。皆さん、本当に生き生きとされていたことを思い出します。

鳴くのもコミュニケーション

メリーさんという80代の白人のおばあちゃんがいました。メリーさんは別の施設にしばらくいらっしゃったのですが、ある問題が発生し、その施設から出て行ってくれと言われ、うちの施設に入所されたのでした。その問題というのが、猫のように「ニャーニャー」と鳴くのが好きで、歌う時も話す時も「ニャーニャー」と言うことが多く、スタッフも困り、他の入所者からも嫌われてしまった、ということでした。しかし、うちの施設のスタッフも、介護士の皆も、そんなことでは驚きません。実際には、メリーさんはちゃんとした言葉で多少の会話はできる方でした。私たちにはそれで充分です。

メリーさんが「ニャーニャー」と言い出したら、一緒に「ニャーニャー」と応対します。私が歌のグループでレクを行っていた時には、メリーさんを筆頭にグループの皆さんと一緒に、歌の歌詞の代わりに「ニャーニャー」で、知っている歌をうたったことも何度もあります。ほとんどの方は、笑い出します。もちろん、時々、入所者の中には一人や二人「くだらん！」と言って怒り出す人もいますが、そういう場合は、個人的にその方の側に行って「ちょっとふざけ過ぎました。ごめんなさい」と謝ります。大抵の方は「全く仕方ないなぁ」と言って、許して下さいました。笑。

メリーさんが、何故猫のように「ニャーニャー」と鳴き始めたのかは、謎です。ご家族によれば、特に猫好きでもなかったというのです。多くの場合、認知症が進行していくと、言語能力が後退します。最終的に、全く言葉を発しない状況になる方も、沢山いらっしゃいます。まさにその過程にいたメリーさんですが、彼女が「ニャーニャー」と発する時は、いつも機嫌が良い時でした。メリーさんが怒っている時は、全く口を利いてくれませんでしたから。どんなに変に聞こえても（見た目も⁉）、メリーさんの「ニャーニャー」は、彼女なりの喜びや嬉しさの表現だったと思っています。メリーさんは、私たちの施設に5年ほどおられましたが、晩年は、言葉も「ニャーニャー」も徐々に発することが少なくなりました。最後の数ヶ月は寝たきりとなられましたが、毎日、メリーさんの娘さんや、私たちスタッフが部屋を訪れ、話しかけたり歌をうたったりしました。最後は、娘さんに見守られながら、静かに息を引き取られました。

終の住処

認知症の入所施設は、多くの場合、その方が最後の日までいらっしゃる場所となります。つまり「終の住処」です。そこで働くスタッフと入所者の皆さん、そして、その家族の方々が日々に寄り添うことで、いつの間にか、一つの大家族となるところです。私は、10年の間に、沢山の方々と出会い、沢山の方々を見送らせていただきました。そして、ここで築いた大家族の一人一人は、今も私の心の中に存在しています。本当に、楽しくて、時々切なくて、優しい10年間でした。

アクティビティー・リスト

次の頁に、認知症の方と介護者が一緒にできるアクティビティーの例を挙げました。その方の状態に合わせて、難易度を調整すれば、重度の方でもできるアクティビティーも含めました。施設ではもちろんのこと、ご家庭でも取り入れていただけるかと思います。何気ない日常作業も、楽しい活動になります。参考になれば幸いです。

アクティビティー・リスト

絵画：水彩*、クレヨン*、色鉛筆、マーカーペン、フィンガーペインティング*
塗り絵：曼荼羅などの細かい塗り絵から、子供用の簡単な塗り絵まで。
手工芸：ちぎり絵、アイスクリームのバー（棒）で箱を作る、籐の代わりにチラシを使った籐細工、花紙で作る花(ペーパーフラワー)、など。
コラージュ：雑誌などの切り抜きを使う。
園芸*：草むしり、水やり、種まき
料理：その方に合わせて、火や包丁を使う料理から、使わない料理(例えば、お湯さえあれば、簡単に市販のゼリーが作れます)まで。
ジグソーパズル：その方に合わせたパズル数にする。
頭の体操としてパズルやクイズ：クロスワード・パズル、数独パズル、なぞなぞクイズ、など。
頭の体操としてゲーム各種：オセロ、将棋、囲碁、ビンゴ、スマホでできるゲーム、など。
洗濯物や洋服・タオルなどを畳む。
風船やビーチ・ボールでバレーボールをする。
ラジオ体操
編み物や縫物：その方に合わせた難易度で。
アルバムを見ながらの回想、または、アルバムやスクラップブック作り。
日本地図や世界地図、地球儀を見ながら、旅行をした話をする。
お化粧・髭剃り、マニキュア・ペディキュア
散歩
感覚刺激のアクティビティー：触覚-バブルラップ（プチプチ）を潰す、粘土細工*
嗅覚-アロマセラピー、お香
聴覚-オルゴールを聞く、など。

＊誤って口に入れる可能性がある場合は、十分に気を付けて下さい。

親子で確認
認知症との向き合い方

当事者も介護者も

①認知症はひとつの個性であると考える

②できるだけポジティブ思考に切り替える

③介護保険などを使って、できるだけ介護サービスを利用する

介護者は

①自分の健康管理に気をつける。遠慮せずに！休息を取ることが大事

②当事者を中心に考えるパーソンセンタードケアを目指す

ワンポイント・アドバイス

　介護疲れを回避するためにも、介護を交代してくれる人を見つけ、スケジュールなどを相談する

コラム 7

果敢にアルツハイマー臨床試験に挑む

前述の元脳神経科医のギブス氏は、彼の著書「A Tattoo on my Brain ; A Neurologist's Personal Battel against Alzheimer's Disease 」で、アルツハイマーとの診断が下った後、5年間のうちに4つの臨床試験に参加した、と書いています。そのうちの1つが、最近世界中で話題になったアルツハイマー病の新薬「アデュカヌマブ」の臨床試験でした。しかし、この治験で非常に重篤な有害反応が出てしまい、ICUに入ることになってしまったのでした。

それでもギブス氏は、自分の子供の世代の為、アルツハイマーの治療薬が確立するように、まだまだ臨床試験に参加する意欲を見せていらっしゃいます。

補足ですが、アデュカヌマブは、初の脳内アミロイドベータを取り除く新薬として、アメリカのバイオジェン社と日本のエーザイが開発し、アメリカで承認されました。

しかし、EUと日本では、その安全性や信頼性を疑問視し、承認されませんでした。これからも認知症新薬の開発は、世界中で続いていきます。ギブス氏のような勇敢な治験参加者と、試行錯誤を繰り返し、日々励む研究者の努力に感謝すると共に、一日も早い、安全で効果的な認知症薬の完成を心待ちにします。

コラム 8

コグニティブ・リザーブ（cognitive reserve：CR）

コグニティブ・リザーブ（以下CR）を直訳すると「認知の予備軍」といった意味になります。この言葉は「脳の健康」状態を考える時に、とても重要な概念です。

CRとは、大雑把にいうと、あなたの脳が、その状況に合わせて、即興で、物事を処理していく能力のことで、車に例えるなら、道路の状態に合わせてギアチェンジをするような感じです。※1 もう少し専門的にいえば、病気や怪我によって脳に変化が起こっても、それに対処し、その代償行為をしようと試みる脳の特性ということです。※2

幼い頃の教育の質、刺激の多さ、栄養のバランスなどが、CRに影響を与えますが、歳をとっても、CRを増やすことが可能だといわれています。※3

そして、CRの高い高齢者は、認知面の低下や認知症の発症を、遅らせたり防ぐことが可能だとされています。

※1 Harvard Health Publishing: Harvard Medical School https://www.health.harvard.edu/mind-and-mood/what-is-cognitive-reserveより

※2 Reserve & Resilience　https://reserveandresilience.com/framework/より

※3 Copenhagen Summit on Cognitive Reserve https://www.ifa-copenhagen-summit.com/about-the-copenhagen-summit/cognitive-reserve/より

※１　参考：①2022年、Alzheimer's Association. 2022 Alzheimer's Disease Facts and Figures②2021年、Gauthier, S. らによる報告
※２　2018年、Oya, K. の研究
※３　2021年、Ohno, S. らによる研究より
※４　厚生労働省「こんなときでも認知症カフェでつながる」 https://www.mhlw.go.jp/stf/seisakunitsuite/bunya/0000167800.html
※５　1994年、Kitwood, T. の研究
※６　2007年、de Boer, M. E.らによる研究
※７　2014年、Särkämö, T.らによる研究

新型コロナウイルス

パンデミックの影響と、それを乗り越えるために

２０２０年に始まったコロナの感染は、私たちの予想・期待を裏切って、２０２３年の現在も続いています。アメリカでの研究報告によると、２０１９年度に比べて、パンデミックの始まった２０２０年度の死亡者数は、65歳以上の認知症のない高齢者では12％増、認知症を持つ高齢者では26％増、また、介護施設に暮らす認知症を持つ入所者では33％増だったとしています。※1これは、認知症の高齢者が、コロナ感染のために亡くなったという事に加え、コロナ・パンデミックの為に介護・医療制度が逼迫し、その直接の影響を受けたせいでもある、と考えられます。

青少年への影響

認知症を持つ方々が、コロナ・パンデミックによって受けた影響は、計り知れないものがあるようです。また、その影響は、認知症を持つ高齢者だけではなく、青少年者にも広がっています。18歳以下（平均年齢13・0歳）の子供たちの、鬱や不安の臨床的症状が、グローバルに見て、悪化したという報告があります。※2 この研究には、残念ながら日本は含まれていませんが、アメリカ、カナダ、ヨーロッパ、ブラジル、中国などの国々の29の研究を対象に、パンデミック最初の一年におけるデータをまとめたものです。日本でも、パンデミックにおける20代の女性・男性の自殺者の急増が指摘されています。※3

コロナ前の生活に戻すには

このように、コロナ・パンデミックは、老若男女を問わず、深刻な傷跡を残していく感が否めません。心も身体も、パンデミック前の状況に戻すというのは、大仕事です。このパンデミックが、徐々にエンデミック（インフルエンザのように一定の罹患率で一定の時期に発生すること）になっていく過程で、私たちもゆっくりと、生活を順応させていく必要があります。そして、焦らずに構えて下さいね。数年以上にわたるパンデミックで受けた影響を、1、2か月で元に戻すというのは、かなり厳しいと認識して下さい。特に体力の低下を感じる方も、多いのではないかと思います。例えば、散歩やランニングをするとしたら、最初はしばらく、短い時間で疲れてしまうかもしれません。徐々に少しずつ時間を延ばしていくのが理想です。

高齢者の場合は、特に、無理は禁物です。もしもスマホをお持ちなら、椅子に座ったままできるいろいろなエクササイズが動画で見られる時代ですので、動画を見ながらの簡単な運動から始めるのも良いアイディアかと思います。スマホを使わない方なら、お子さんたちで動画を見て、親御さんにエクササイズを教えてあげるのも良いのではないかと思います。

体も心もストレッチ

コロナ禍では、自宅でテレワークをしている方も多いかと思います。休憩は取っていますか？　この本の中でも紹介していますが、一日中椅子に座ったままは、身体に良くありません。運動をするのはもちろん大切ですが、仕事中でも1時間座ったら5分間は立ち上がるなどのスケジュールを組んで、ストレッチをする、ちょっと部屋を動き回るなど、おこなってみて下さい。また、しばらく話をしていないお友達や家族・親戚がいらしたら、ぜひ、電話をしてみて下さい。コロナ禍の孤立・孤独は、私たちの心身にとても影響を与えています。高齢者だけでなく、一人暮らしの方、自宅でテレワークをしている方なども、なるべく人と繋がる努力をしていくことが、大切ではないかと思います。

中国の一都市で始まった感染が、世界中に広まり、２０２２年12月の段階で、全世界で６百56万人以上の尊い命を奪ってしまいました。※4あらゆる分野でのグローバル化によって、否応にも、何処に住んでいるかなど関係なく、私たちは相互に繋がっていると実感します。そして、このパンデミックから抜け出そうとする今こそ、それに向けての「癒し」の努力も、この「相互の繋がり」を通じて、世界中に広がっていくことを願うばかりです。

※1　2022年、Gilstrap L.らによる研究
※2　2021年、Racine N.らによる研究
※3　2022年、Horita N., とMoriguchi S.による研究
※4　世界保健機関WHO、https://covid19.who.int/より

おわりに

私はその昔、10年間ほど、サンフランシスコにあるアルツハイマーの入所施設とそれに隣接する病院で、勤務した経験があります。演劇、音楽、即興、ダンス、表現アーツ等を使って個人セッションとグループ・セッションを行う、アクティビティ・セラピストとして働いていました。数年前に、老朽化した建物の取り壊しに伴い、病院は移転し、残念ながらアルツハイマーの施設は、他の施設に入所者の皆さんを移し、解体してしまいました。振り返ってみると、この入所施設での経験があったからこそ、今の私がいます。もちろん、10年の間には、大変な事も沢山ありましたが、本当に充実した日々でした。アメリカという異国の地で暮らす私ですが、日本は大切な故郷。私の経験してきたこと、研究・勉強してきたことが、少しでも日本の皆様のお役に立てればという思いから、ペンを取った次第です。心身ともに健康で長寿を全うできる方が増え、認知症の方もそうで無い方も、一緒に寄り添って暮らせる、安全で優しい社会となるように、願いを込めて執筆いたしました。

最後になりますが、辛抱強く取り組んで下さった、じゃこめてい出版の石川眞貴社長と、このご縁を作って下さった中野左知子先生に、心から感謝いたします。

参考・引用文献

・A Harvard Medical School Special Health Report. Improving sleep: A guide to a good night's rest. Boston, MA: *Harvard Health Publishing*. 2019. http://www.health.harvard.edu

・ADI webinar, Diagnosis and health system preparedness:World Alzheimer Report 2021

・Albanese E, Launer LJ, Egger M, et al. Body mass index in midlife and dementia:systematic review and meta-regression analysis of 589,649 men and women followed in longitudinal studies. *Alzheimers Dement (Amst)* 2017; 8: 165–78.

・Alzheimer's Association. 2022 Alzheimer's Disease Facts and Figures. Alzheimers Dement 2022;18

・Alzheimer's Association「注意すべき10のポイント」https://www.alz.org/asian/signs/10_warning_signs.asp?nL=JA&dL=JA

・American Heart Association, High Blood Pressure. https://www.heart.org/en/health-topics/high-blood-pressure

・American Sleep Association, Sleep hygiene tips. https://www.sleepassociation.org/about-sleep/sleep-hygiene-tips/

・Ballarini T, Melo van D, et al. on behalf of the DELCODE Study Group. Mediterranean Diet, Alzheimer Disease Biomarkers, and Brain Atrophy in Old Age. Neurology Jun 2021, 96 (24) e2920-e2932; DOI: 10.1212/WNL.0000000000012067

・Barbiellini Amidei C, Fayosse A, Dumurgier J, et al. Association Between Age at Diabetes Onset and Subsequent Risk of Dementia. *JAMA*. 2021;325(16):1640–1649. doi:10.1001/jama.2021.4001

・Blue Zones®. https://www.bluezones.com/cxploration/okinawa.japan/

・Blue Zones®. https://www.bluezones.com/2017/12/hara-hachi-bu-enjoy-food-and-lose-weight-with-this-simple-phrase/

・Blue Zones®. https://www.bluezones.com/about/history/

・Blumen H M, Ayers E, Wang C, Ambrose A F, & Verghese J. A social dancing pilot intervention for older adults at high risk for Alzheimer's disease and related dementias. *Neurodegenerative disease management*, 2020;10(4), 183–194. https://doi.org/10.2217/nmt-2020–0002

参考・引用文献

- Bowe B, Xie Y, Yan Y, Al-Aly Z. Burden of Cause-Specific Mortality Associated With PM2.5 Air Pollution in the United States. *JAMA Netw Open*. 2019;2(11):e1915834. doi:10.1001/jamanetworkopen.2019.15834
- Center for Disease Control and Prevention, Tips for Better Sleep. https://www.cdc.gov/sleep/about_sleep/sleep_hygiene.html
- Choi D, Choi S, & Park S M. Effect of smoking cessation on the risk of dementia: a longitudinal study. *Annals of clinical and translational neurology*, 2018;5(10), 1192–1199. https://doi.org/10.1002/acn3.633
- Columbia University Irving Medical Center, 2018. https://www.cuimc.columbia.edu/news/can-smell-test-sniff-out-alzheimers-disease
- Copenhagen Summit on Cognitive Reserve. https://www.ifa-copenhagen-summit.com/about-the-copenhagen-summit/cognitive-reserve/
- Dallaire-Théroux C, Quesnel-Olivo M, Brochu K, et al. Evaluation of Intensive vs Standard Blood Pressure Reduction and Association With Cognitive Decline and Dementia: A Systematic Review and Meta-analysis. JAMA Netw Open. 2021;4(11):e2134553. doi:10.1001/jamanetworkopen.2021.34553
- Dance for PD®. https://danceforparkinsons.org
- de Boer M E, Hertogh C M, Dröes R M, Riphagen I I, Jonker C, & Eefsting J A. Suffering from dementia - the patient's perspective: a review of the literature. *International psychogeriatrics*. 2007;19(6), 1021–1039. https://doi.org/10.1017/S1041610207005765
- Desai P, Evans D, Dhana K, et al. Longitudinal Association of Total Tau Concentrations and Physical Activity With Cognitive Decline in a Population Sample. *JAMA Netw Open*. 2021;4(8):e2120398. doi:10.1001/jamanetworkopen.2021.20398
- Doi T, Verghese J, Makizako H, Tsutsumimoto K, Hotta R, Nakakubo S, Suzuki T, & Shimada H. Effects of Cognitive Leisure Activity on Cognition in Mild Cognitive Impairment: Results of a Randomized Controlled Trial. *Journal of the American Medical Directors Association*, 2017;18(8), 686–691. https://doi.org/10.1016/j.jamda.2017.02.013

- Ekelund U, Tarp J, Fagerland M W, et al. Joint associations of accelerometer-measured physical activity and sedentary time with all-cause mortality: a harmonised meta-analysis in more than 44 000 middle-aged and older individuals. *Br J Sports Med*. 2020; 54:1499–1507
- Fu M C, Belza B, Nguyen H, Logsdon R, & Demorest S. Impact of group-singing on older adult health in senior living communities: A pilot study. *Archives of Gerontology and Geriatrics*, 2018;76, 138–146. https://doi.org/10.1016/j.archger.2018.02.012
- Gauthier S, Rosa-Neto P, Morais JA, & Webster C. 2021. World Alzheimer Report 2021: Journey through the diagnosis of dementia. London, England: *Alzheimer's Disease International*
- Gibbs D, Barker H T. A Tattoo on my Brain : A Neurologist's Personal Battel against Alzheimer's Disease. New York, NY: *Cambridge University Press*. 2021.
- Gilstrap L, Zhou W, Alsan M, Nanda A, Skinner J S. Trends in Mortality Rates Among Medicare Enrollees With Alzheimer Disease and Related Dementias Before and During the Early Phase of the COVID-19 Pandemic. *JAMA Neurol*. 2022;79(4):342–348. doi:10.1001/jamaneurol.2022.0010
- Guterman E L. Addressing Vulnerability and Dementia in the Era of COVID-19. *JAMA Neurol*. 2022;79(4):327–328. doi:10.1001/jamaneurol.2021.5330
- Gupta S. CNN. Dr. Sanjay Gupta: Memory fades as we age. But it doesn't have to. https://www.cnn.com/2021/01/05/health/sanjay-gupta-brain-health-keep-sharp-wellness/index.html
- Harvard Health Publishing. Harvard Medical School. https://www.health.harvard.edu/mind-and-mood/what-is-cognitive-reserve
- Harvard Medical School. Dancing and the Brain. Winter 2015. https://hms.harvard.edu/news-events/publications archive/brain/dancing-brain.
- healthline, The MIND Diet. https://www.healthline.com/nutrition/mind-diet

参考・引用文献

- Horita N, Moriguchi S. Trends in Suicide in Japan Following the 2019 Coronavirus Pandemic. *JAMA Netw Open*. 2022;5(3):e224739. doi:10.1001/jamanetworkopen.2022.4739
- Institute of Medicine. Cognitive Aging: progress in understanding and opportunities for action. Washington, DC: *The National Academies Press*. 2015. https://doi.org/10.17226/21693
- Iwatsubo T, Iwata A, Suzuki K, Ihara R, Arai H, Ishii K, Senda M, Ito K, Ikeuchi T, Kuwano R, Matsuda H, Sun C K, Beckett L A, Petersen R C, Weiner M W, Aisen P S, Donohue M C. Alzheimer's Disease Neuroimaging Initiative. Japanese and North American *Alzheimer's Disease* Neuroimaging Initiative studies: Harmonization for international trials. *Alzheimers Dement*. 2018 May 9.
- Jessen N A, Finmann Munk A S, Lundgaard I & Nedergaard M. The Glymphatic system: a beginner's guide. *Neurochem Res*. 2015. Dec; 40(12):2583-2599. Doi: 10.1007/s11064-015-1581-6
- John Hopkins Medicine. Memory Lapse or Dementia? 5 Clues to Help Tell the Difference. https://www.hopkinsmedicine.org/health/welness-and-prevention/memory-lapse-or-dementia-5-clues-to-help-tell-the-difference
- Johnson J K, Stewart A L, Acree M, Nápoles A M, Flatt J D, Max W B & Gregorich S E. A Community Choir Intervention to Promote Well-Being Among Diverse Older Adults: Results From the Community of Voices Trial. *J Gerontol B Psychol Sci* Soc Sci. 2020, Vol. 75, No. 3, 549–559 doi:10.1093/geronb/gby132
- Kalyani H H N, et al. Impacts of Dance on Cognition, Psychological Symptoms and Quality of Life in Parkinson's Disease. 1 Jan. 2019: 273–283.
- Kitwood T. The concept of personhood and its relevance for a new culture of dementia care. In Jones, G. and Miesen, B. (eds). Caregiving in Dementia. *London: Routledge*. 1994.
- Koelsch S & Siebel W A. Towards a neural basis of music perception. *Trends in cognitive sciences*. 2005;9(12), 578–584. https://doi.org/10.1016/j.tics.2005.10.001
- Kremen W S, Beck A, Elman J A, et al. Influence of young adult cognitive ability and additional education on later-life cognition. *Proc Natl Acad Sci USA*. 2019; 116: 2021–26

- Kuehn B M. In Alzheimer Research, Glucose Metabolism Moves to Center Stage. *JAMA*. 2020;323(4):297–299. doi:10.1001/jama.2019.20939
- LaMotte S. CNN, Mediterranean diet may prevent memory loss and dementia, study finds. https://www.cnn.com/2021/05/05/health/mediterranean-diet-memory-loss-dementia-wellness/index.html
- Larsson S C, Traylor M, Malik R, Dichgans M, Burgess S, Markus H S, & CoSTREAM Consortium, on behalf of the International Genomics of Alzheimer's Project. Modifiable pathways in Alzheimer's disease: Mendelian randomisation analysis. *BMJ (Clinical research ed.)*, 2017. 359, j5375. https://doi.org/10.1136/bmj.j5375
- Liu C, Lee C T. Association of Hearing Loss With Dementia. *JAMA Netw Open*. 2019;2(7):e198112. doi:10.1001/jamanetworkopen.2019.8112
- Livingston G, Huntley J, Sommerlad A, Ames D, Ballard C, et al. Dementia prevention, intervention, and care: 2020 report of the Lancet Commission. *Lancet*, 2020;396:413–446. https://doi.org/10.1016/S0140–6736(20)3036–6
- Mayo Clinic. Health information, DASH diet. https://www.mayoclinic.org/healthy-lifestyle/nutrition-and-healthy-eating/in-depth/dash-diet/art-20048456
- McIntosh E C, Nation D A. for the Alzheimer's Disease Neuroimaging Initiative for the Alzheimer's Disease Neuroimaging Initiative. Importance of Treatment Status in Links Between Type 2 Diabetes and Alzheimer Disease. *Diabetes Care*, 2019. DOI: 10.2337/dc18-1399
- Nicholas L H, Langa K M, Bynum J P W, Hsu J W. Financial Presentation of Alzheimer Disease and Related Dementias. *JAMA Intern Med*. 2021;181(2):220–227. doi:10.1001/jamainternmed.2020.6432
- Nordström A, & Nordström P. Traumatic brain injury and the risk of dementia diagnosis: A nationwide cohort study. *PLoS medicine*, 2018;15(1):e1002496. https://doi.org/10.1371/journal.pmed.1002496

- Ohara T, Honda T, Hata J, Yoshida D, Mukai N, Hirakawa Y, Shibata M, Kishimoto H, Kitazono T, Kanba S, Ninomiya T.J. Association between daily sleep duration and risk of dementia and mortality in a Japanese community. *Am Geriatr* Soc. 2018 Oct;66(10):1911–1918. doi: 10.1111/jgs.15446.
- Ohno S, Chen Y, Sakamaki H, Matsumaru N, Yoshino M & Tsukamoto K. Burden of caring for Alzheimer's disease or dementia patients in Japan, the US, and EU: results from the National Health and Wellness Survey: a cross-sectional survey. *Journal of Medical Economics*. 2021. 24:1, 266–278, DOI: 10.1080/13696998.2021.1880801
- Oya K. A narrative inquiry on culturally competent dementia care. (Doctoral Dissertation, CIIS). ProQuest. 2018.
- Park C, Kim D, Briesacher B A. Association of Social Isolation of Long-term Care Facilities in the United States With 30-Day Mortality. *JAMA Netw Open*. 2021;4(6):e2113361. doi:10.1001/jamanetworkopen.2021.13361
- Racine N, McArthur B A, Cooke J E, Eirich R, Zhu J, Madigan S. Global Prevalence of Depressive and Anxiety Symptoms in Children and Adolescents During COVID-19: A Meta-analysis. *JAMA Pediatr*. 2021;175(11):1142–1150. doi:10.1001/jamapediatrics.2021.2482
- Reserve & Resilience. https://reserveandresilience.com/framework/
- Roberts R O, Knopman D S, Mielke M M, Cha R H, Pankratz V S, Christianson T J H, et al. Higher risk of progression to dementia in mild cognitive impairment cases who revert to normal. *Neurology*. 2014; 82:317–325.
- Rubin R. Exploring the Relationship Between Depression and Dementia. *JAMA*. 2018;320(10):961–962. doi:10.1001/jama.2018.11154
- Rudolph J L, & Marcantonio E R. Review articles: postoperative delirium: acute change with long-term implications. *Anesthesia and analgesia*, 2011;112(5), 1202–1211. https://doi.org/10.1213/ANE.0b013e3182147f6d

- Russ T C. Intelligence, Cognitive Reserve, and Dementia: Time for Intervention? *JAMA Netw Open*. 2018;1(5):e181724. doi:10.1001/jamanetworkopen.2018.1724
- Rutjes A W, Denton D A, Di Nisio M, Chong L Y, Abraham R P, Al-Assaf A S, Anderson J L, Malik M A, Vernooij R W, Martínez G, Tabet N, & McCleery, J. Vitamin and mineral supplementation for maintaining cognitive function in cognitively healthy people in mid and late life. *The Cochrane database of systematic reviews.* 2018;12(12), CD011906. https://doi.org/10.1002/14651858.CD011906.pub2
- Sabia, S, Fayosse, A, Dumurgier, J, et al. Association of sleep duration in middle and old age with incidence of dementia. *Nat Commun* 12, 2289. 2021. https://doi.org/10.1038/s41467-021-22354-2
- Saito T, Murata C, Saito M, Takeda T, Kondo K. Influence of social relationship domains and their combinations on incident dementia: a prospective cohort study. *J Epidemiol Community Health* 2018; 72: 7–12.
- Salinas J, O'Donnell A, Kojis DJ, et al. Association of Social Support With Brain Volume and Cognition. *JAMA Netw Open*. 2021;4(8):e2121122. doi:10.1001/jamanetworkopen.2021.21122
- Särkämö T, Tervaniemi M, Laitinen S, Numminen A, Kurki M, Johnson J K, Rantanen P. Cognitive, emotional, and social benefits of regular musical activities in early dementia: randomized controlled study. *Gerontologist*. 2014 Aug;54(4):634–50. doi: 10.1093/geront/gnt100. Epub 2013 Sep 5. PMID: 24009169.
- Schneider C E, Hunter E G, & Bardach S H. Potential Cognitive Benefits From Playing Music Among Cognitively Intact Older Adults: A Scoping Review. *Journal of Applied Gerontology*. 2019;38(12), 1763–1783. https://doi.org/10.1177/0733464817751198
- Schwarzinger M, Pollock B G, Hasan O S M, et al. Contribution of alcohol use disorders to the burden of dementia in France 2008–13: a nationwide retrospective cohort study. *Lancet Public Health* 2018; 3: e124–32.
- Sensonics International. Smell Identification Test™ (UPSIT®). https://www.sensonics.com/product/smell-identification-test/

・Sharma S R. and Silbersweig D. Setting the Stage: Neurobiological Effects of Music on the Brain. *Crossroads of Music and Medicine*. 6. 2018. https://remix.berklee.edu/mh-exchange-music-medicine/6

・Singh-Manoux A, Dugravot A, Fournier A, et al. Trajectories of Depressive Symptoms Before Diagnosis of Dementia: A 28-Year Follow-up Study. *JAMA Psychiatry*. 2017;74(7):712–718. doi:10.1001/jamapsychiatry.2017.0660

・Svensson T, Saito E, Svensson A K, et al. Association of Sleep Duration With All- and Major-Cause Mortality Among Adults in Japan, China, Singapore, and Korea. *JAMA Netw Open*. 2021;4(9):e2122837. doi:10.1001/jamanetworkopen.2021.22837

・The American Association for Long-Term Care Insurance. www.aaltci.org/long-term-care-insurance/learning-center/ltcfacts-2022.php

・U.S. Food & Drug Administration. Spilling the Beans: How Much Caffeine is Too Much?
https://www.fda.gov/consumers/consumer-updates/spilling-beans-how-much-caffeine-too-much

・United State Census Bureau. Health Insurance Coverage in the United States: 2020. September 14, 2021. https://www.census.gov/library/publications/2021/demo/p60–274.html

・Vacas S, Cole D J, Cannesson M. Cognitive Decline Associated With Anesthesia and Surgery in Older Patients. *JAMA*. 2021;326(9):863–864. doi:10.1001/jama.2021.4773

・van Dalen J W, Brayne C, Crane P K, et al. Association of Systolic Blood Pressure With Dementia Risk and the Role of Age, U-Shaped Associations, and Mortality. *JAMA Intern Med*. 2022;182(2):142–152. doi:10.1001/jamainternmed.2021.7009

・Vellas B, Coley N, Ousset P J, et al, for the GuidAge Study Group. Long-term use of standardised ginkgo biloba extract for the prevention of Alzheimer's disease (GuidAge): a randomised placebo-controlled trial. *Lancet Neurol* 2012; 11: 851–59

・Wikipedia. Doorway Effect. https://en.wikipedia.org/wiki/Doorway_effect

・World Health Organization. Life Expectancy at Birth(years). https://www.who.int/data/gho/data/indicators/indicator-details/GHO/life-expectancy-at-birth-(years)

・World Health Organization. Risk reduction of cognitive decline and dementia: WHO guidelines. Geneva: *World Health Organization*, 2019.

・World Health Organization. WHO Coronavirus (CPVID-19) Dashboard. https://covid19.who.int/

・Yang H W, Bae J B, Oh D J, et al. Exploration of Cognitive Outcomes and Risk Factors for Cognitive Decline Shared by Couples. *JAMA Netw Open*. 2021;4(12):e2139765. doi:10.1001/jamanetworkopen.2021.39765

・Yoon M, Yang P, Jin M, et al. Association of Physical Activity Level With Risk of Dementia in a Nationwide Cohort in Korea. *JAMA Netw Open*. 2021;4(12):e2138526. doi:10.1001/jamanetworkopen.2021.38526

・Zhang X, Bao G, Liu D, et al. The association between folate and Alzheimer's Disease: A systematic review and meta-analysis. Front. *Neurosci*. 14 April 2021. https://doi.org/10.3389/fnins.2021.661198

・Zotcheva E, et al. Midlife Physical Activity, Psychological Distress, and Dementia Risk: The HUNT Study. 1 Jan. 2018 : 825 – 833.

・環境省大気汚染物質広域監視システム　そらまめくん https://soramame.env.go.jp/

・公益財団法人　認知症の人と家族の会、家族が作った「認知症」早期発見のめやす　https://www.alzheimer.or.jp/?page_id=2196

・厚生労働省　こんなときでも認知症カフェでつながる　https://www.mhlw.go.jp/stf/seisakunitsuite/bunya/0000167800.html

・厚生労働省　e-ヘルスネットBMI　https://www.e-healthnet.mhlw.go.jp/information/dictionary/metabolic/ym-002.html

・厚生労働省　令和2年簡易生命表の概況「主な年齢の平均余命」 https://www.mhlw.go.jp/toukei/saikin/hw/life/life20/index.html

・厚生労働省　第78回社会保障審議会介護保険部会、平成元年6月20日「認知症施策の総合的な推進について」　https://www.mhlw.go.jp/stf/newpage_05144.html

・厚生労働省「高齢者の医薬品適正使用の指針　総論編」2018年5月 https://www.mhlw.go.jp/stf/shingi2/0000208848.html

・国立長寿医療研究センター　研修のご案内 https://www.ncgg.go.jp/hospital/kenshu/kenshu/27-1.html

参考・引用文献

・日本経済新聞　超高齢社会の課題を解決する国際会議、2021年12月10日　特集34

・日本高血圧学会　https://www.jpnsh.jp/pub_kijyun.html

・農林水産省　カフェインの過剰摂取について　https://www.maff.go.jp/j/syouan/seisaku/risk_analysis/priority/hazard_chem/caffeine.html

・「日本人の食事摂取基準」策定検討会　日本人の食事摂取基準2020年版、2019年12月

著者プロフィール

大家久美（オオヤ クミ）

早稲田大学第一文学部演劇専修を卒業後、雑誌編集を経て、ドラマ英会話学校の講師となる。1995年に起きた阪神大震災を機に、直接人の役に立つ仕事に就きたいと、金沢大学医学部保健学科作業療法学へ入学。作業療法士となり、病院やデイ・ケアセンターに勤務する。2002 年に渡米し、サンフランシスコにあるCalifornia Institute of Integral Studies（CIIS）の臨床心理学 修士課程にてドラマセラピー（演劇療法）を学ぶ。その後、サンフランシスコの病院とアルツハイマー入所施設にて約10年間、アクティビティ・セラピストとして勤務。また、CIISの博士課程にも進学し"アメリカにおける様々な文化に相応しい認知症ケアのあり方“をテーマに、ナラティブ研究を行い、博士号を取得。作業療法学関係論文の日英翻訳、CIISで非常勤講師、また、夫John Scottと共に、自己内省やコミュニケーション等のワークショップ/トレーニングも、日米両国で行っている。現在、在住するワシントン州ピアース郡での、高齢者と障がい者のための諮問委員会のメンバーを務める傍ら、学会やイベントでの発表・講演も行う。独居の母親（92歳！）の様子を見に、日本へは1年に数回帰国する。石川県金沢市出身。ワシントン州タコマ在住。

親子で防ぐ認知症
12の危険因子＋睡眠・食事・音楽 そしてダンス

2023年 3月31日　初版第１刷

著　者　　大　家　久　美
発行人　　石　川　眞　貴
発行所　　株式会社じゃこめてい出版
〒214-0033
神奈川県川崎市多摩区東三田3-5-19
電話　044-385-2440
ＦＡＸ　03-3261-7669
振替　044-330-0406
ＵＲＬ　https://www.jakometei.com/

装丁・本文デザイン／Kre Labo
印刷・製本／株式会社 上野印刷所

ISBN 978-4-88043-458-2　Cコード0047